Charlotte Debeugny

présente

Comment j'ai adopté le régime gras

Illustrations
Delphine Soucail

MARABOUT

sommaire

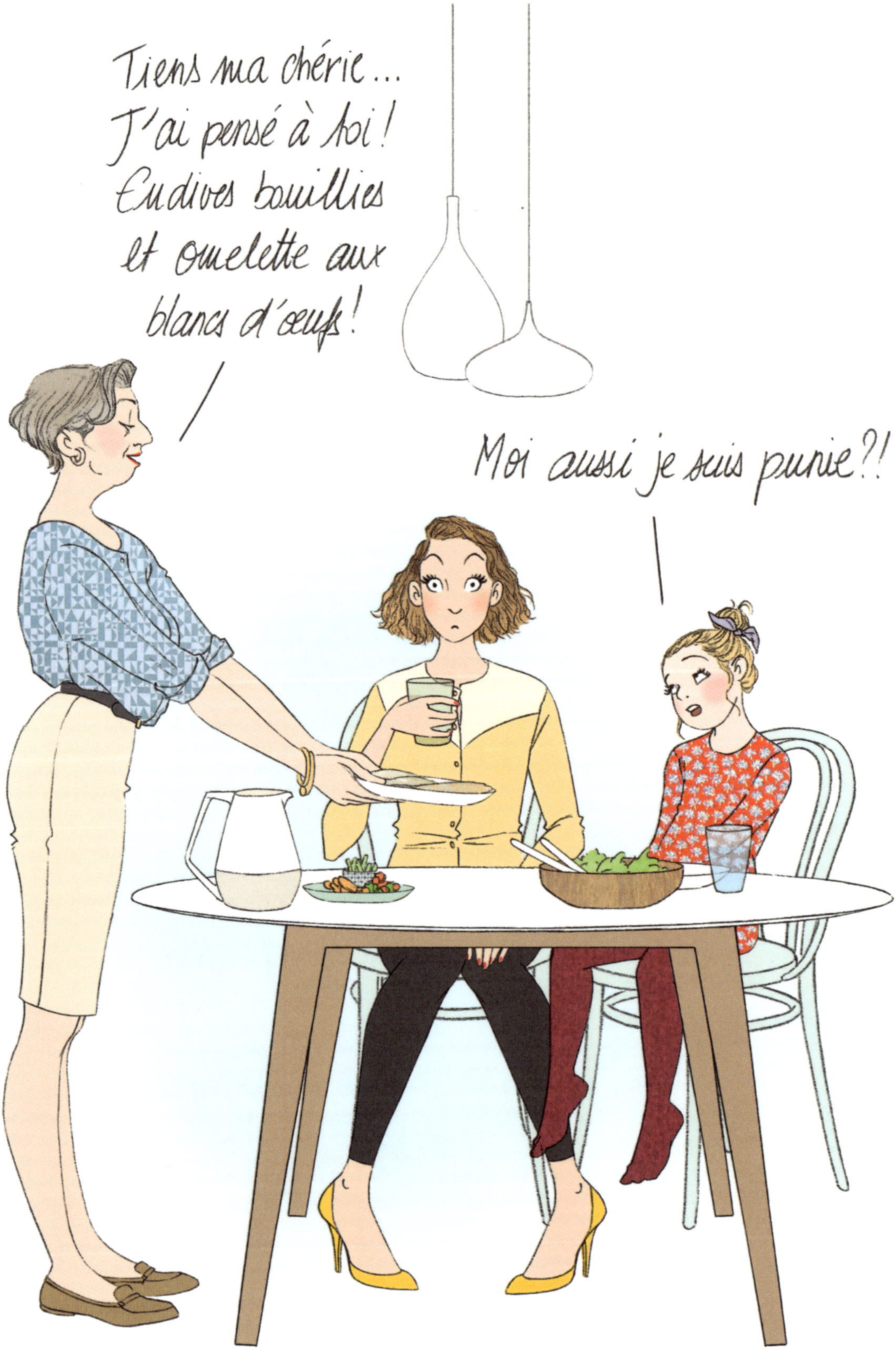
Tiens ma chérie...
J'ai pensé à toi!
Endives bouillies
et omelette aux
blancs d'œufs!
Moi aussi je suis punie?!

INTRODUCTION

Entre le bon, la brute et le truand, oups, je veux dire le sucre, le sel et le gras, ce dernier a souvent le mauvais rôle.

Évitez de manger trop gras, trop sucré, trop salé...

Combien d'entre nous ont ce petit message à l'esprit ? On nous le répète encore et encore à chaque publicité pour un produit alimentaire. Cela dit, le produit en question a en effet de fortes chances d'être bourré de graisses, de sucre et de sel...

Spontanément, on associe :
le sucre avec un dessert plaisir, le sel avec un apéritif accompagné d'un bon vin, et le gras avec le cholestérol, des artères bouchées et de la cellulite.

Vraiment pas sexy, le gras a tout l'air d'être l'élément à fuir à tout prix.
Le sucre, c'est certain, il vaut mieux l'éviter sans trop se poser de questions. Mais peut-on en dire autant des graisses ?
Il y a une multiplicité de graisses et celles-ci ne sont pas toutes les mêmes ; certaines jouent même un rôle essentiel pour la santé.

Et si le gras, c'était bon ?

Peut-être que le chef belge qui, dans le film *Les Douze Travaux d'Astérix*, explique que « c'est bon parce que c'est gras » n'a pas complètement tort. Les travaux de recherche en nutrition commencent à faire évoluer notre perception du gras. En effet, les graisses constituent une part essentielle des régimes alimentaires équilibrés et il est très important d'en consommer... Il faut simplement le faire dans les bonnes proportions et, surtout, sélectionner les « bonnes graisses ».
Manger gras rend gros et malade, pensez-vous ?

Ce qui fait prendre du poids, c'est la consommation **en excès** d'un aliment en particulier, quel qu'il soit. Un excès de sucre sera transformé en graisses, de même qu'un excès de protéines (malgré tout ce que l'on a pu entendre à ce sujet).
Le corps humain est une machine assez fabuleuse capable de convertir et de fabriquer à peu près tout ce dont il a besoin.

! Si l'obésité est un phénomène qui se répand de plus en plus, c'est essentiellement lié au sucre et aux féculents que notre corps stocke très facilement quand il en absorbe une trop grande quantité.

Et pour le gras alors ? Les graisses naturelles jouent-elles un rôle dans ce phénomène que tout le monde peut observer ? Non, elles ne sont pas liées directement avec la prise de poids.
Vous avez déjà eu envie d'avaler une motte de beurre ? Pas vraiment... Par contre, si on la mélange avec du sucre dans un gâteau ou si on la coupe en lamelles pour la manger sur des tranches de pain ? C'est là qu'est le problème...

! Il y a même un régime, le régime **cétogène**, lors duquel on absorbe la moitié de nos calories sous forme de graisses et qui est très, très efficace pour la perte de poids ! Il fonctionne bien mieux que les régimes « low fat » et, cerise sur le gâteau, avec des bénéfices prouvés pour la santé. Je vous en dirai bientôt davantage au sujet de ce régime.

Et le cholestérol ?

Vous avez peur de l'accident cardiaque dû à un taux élevé de cholestérol. Regardons cela en gardant la tête froide :

- certaines graisses sont clairement toxiques,
- d'autres n'ont aucun impact sur le risque de maladies cardiovasculaires,
- et certaines contribuent enfin à diminuer ce risque.

Il suffit de manger le bon type de gras et de limiter ou de supprimer les autres types de gras.
Et la question qui tue (ou pas, justement !) : **les graisses saturées** génèrent-elles du **cholestérol** et augmentent-elles le risque de **maladies cardiovasculaires** ? Eh bien, les recherches ne l'établissent pas. En fait, ce n'est pas clair du tout.
Qui donc est le grand méchant loup dans l'histoire du cholestérol ? Vous avez deviné ? Ce sont le **sucre** et les **glucides rapides,** qui ont un impact fort sur le taux de cholestérol et le risque de maladies cardiovasculaires.

Les graisses sont essentielles à la vie

Tous les organes et toutes les cellules de notre corps en ont besoin.
Notre **cerveau** est constitué à **60 % de graisses** et, sans ces graisses, il ne peut fonctionner correctement.
Le gras contient des **vitamines A, D, E et K** (pour le bien des **yeux**, de la **peau**, des **os** et du **système immunitaire**) et l'éviter, c'est prendre le risque d'avoir des carences dans ces nutriments.
D'un point de vue cosmétique, le gras contribue à l'**élasticité de la peau**, à sa **douceur**, au **brillant des cheveux** et réduit le risque d'avoir la peau sèche ou même de l'**acné**.

Zéro gras = peau sèche, ridée et look de crocodile !

Côté goût...

Imaginez un repas à base de poisson blanc cuit à la vapeur, accompagné de riz blanc et de légumes bouillis, avec pour dessert un yaourt 0 % et un gâteau diététique. Le genre de repas qui va vous frustrer et vous faire vous précipiter vers le distributeur de sucreries en milieu d'après-midi.
Vous vous reconnaissez ? Le gras a un rôle important pour **le goût**, **la texture** et **la finesse** des aliments. Un vrai repas devrait vous satisfaire de façon à tenir sans problème jusqu'au suivant.

Mais est-il vraiment possible de manger de bonnes graisses et de perdre du poids ou au moins de le maintenir ?

Absolument, et au-delà de la perte de poids, cela sera bon pour votre santé. Nous allons vous rendre fort, rayonnant, souriant, beau, et même... plus intelligent !

Le régime « Le bon gras » =
poids de santé + une meilleure santé !

! Huile d'olive, avocats, huile de noix de coco, poissons gras, arachides et graines : fêtons ces aliments au lieu de les éviter !

Le guide du bon gras

Ce livre vous apporte toutes les informations nécessaires, mais aussi des trucs et astuces pour inclure les bonnes graisses dans votre alimentation. C'est votre guide ultime pour la santé et le bien-être mental !

« Vos préjugés sont vos fenêtres sur le monde. Nettoyez-les de temps en temps, ou la lumière n'entrera pas. »
Isaac Asimov

Ce guide commence par placer le sujet dans son contexte historique : pourquoi les graisses ont été désignées responsables (et coupables) de la prise de poids et des maladies cardiaques depuis si longtemps ? Nous éviterons tout de même le cours d'histoire scolaire et enchaînerons avec des astuces inédites et qui fonctionnent vraiment pour perdre du poids et ne pas en regagner.
Tous les conseils que vous trouverez dans cet ouvrage sont inspirés des derniers travaux de recherche en nutrition.

Vous découvrirez les 5 grandes raisons de manger du gras :

- développer un cerveau de génie,
- vivre longtemps avec beaucoup d'énergie,
- garder la santé,
- entretenir sa beauté,
- et avoir un supermoral.

En complément, vous découvrirez les 3 régimes « gras » dont on parle le plus :

- le régime cétogène,
- le régime méditerranéen,
- et le régime nordique.

Vous apprendrez comment devenir un expert pour vous y retrouver dans les différents types de graisses et vous constituer un garde-manger ne contenant que du bon gras.

Et, cerise sur le gâteau (peu sucré et avec du bon gras s'il vous plaît !), plus de 45 recettes « Le bon gras » pour entretenir sa santé sans prendre de poids avec des menus minceur pour une semaine.
Pour une fois que l'on vous suggère de manger quelque chose que vous pensiez interdit, allez-y, lancez-vous et découvrez une nouvelle façon de manger !

Pour votre santé, n'oubliez surtout pas de manger du bon gras !

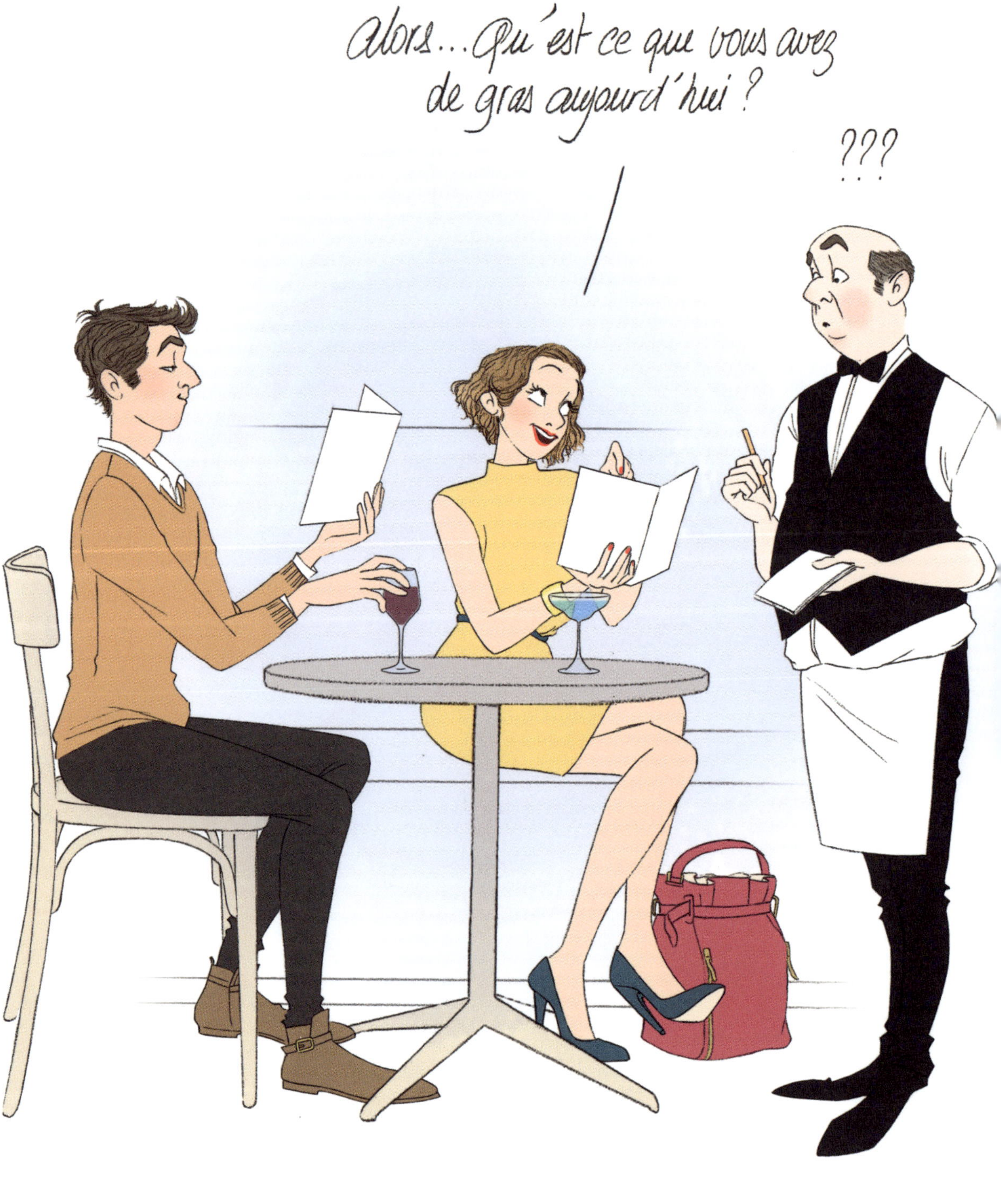
alors... Qu'est ce que vous avez de gras aujourd'hui ?
???

1 *LE GRAS, LA SANTÉ ET LE POIDS*

À l'attaque des idées reçues !

L'enfer est pavé de bonnes intentions *light*

« Que c'est gras ! »
Comment un aliment naturel, un élément essentiel à la vie, dont notre corps est en partie composé, peut-il ainsi devenir notre pire cauchemar, une menace utilisée quotidiennement (« Si tu manges des graisses, tu deviendras gras ! »), voire une insulte blessante ?
Pourquoi cherchons-nous à le faire disparaître de notre alimentation et de notre corps par peur du jugement des autres ?
Comme souvent, cela commence avec une bonne intention, une mission, un bouche à oreille efficace et un engagement mondial visant à réduire les graisses dans l'alimentation humaine pour diminuer les risques de maladies cardiovasculaires. Voilà un bon scénario de film ! Malheureusement, retirer les graisses de notre alimentation a entraîné :

- une consommation insuffisante du bon gras,
- un remplacement des graisses par des sucres raffinés et des féculents qui, en apparence éloignés du gras, peuvent très facilement être convertis en graisses dans notre corps,
- une suppression des graisses naturelles dans notre alimentation pour les remplacer par des éléments plus artificiels qui peuvent causer plus de tort à notre santé.

Le résultat de tout cela : un échec patent. Reprenons le fil de l'histoire et regardons les graisses un peu plus en détail pour identifier le bon, la brute et le truand, déterminer ce qu'est le poids santé et, au final, ce qui fonctionne vraiment pour perdre du poids.

Qu'est-ce que le cholestérol ?

! Une substance semblable à de la cire, qui se trouve partout dans notre corps pour fabriquer des hormones, construire les membranes des cellules et nous aider à digérer les aliments. C'est un élément essentiel à notre existence.
Notre circulation sanguine est un peu comme une autoroute à grande vitesse sur laquelle circulent les nutriments, mais aussi le cholestérol partout dans notre corps.
Des études démontrent que trop de cholestérol peut créer des « bouchons » sur cette autoroute et gêner la circulation du sang dans certains vaisseaux. Ce phénomène connu sous le nom d'athérosclérose augmente sérieusement le risque de maladies cardiaques.
Vous avez pourtant déjà entendu parler du bon et du mauvais cholestérol ? Bien que les choses ne soient pas aussi tranchées (nous ne sommes pas dans un film américain), cela se réfère essentiellement à la structure du cholestérol et à la direction qu'il prend dans notre corps. Les **lipoprotéines HDL** transportent le cholestérol vers le foie pour qu'il soit éliminé du corps, c'est le « bon » cholestérol. Les **lipoptotéines LDL** font quant à elles faire le tour du propriétaire au cholestérol dans tout le corps, augmentant par là même le risque de bloquer des artères, c'est le « mauvais » cholestérol.

Il était une fois...

Dans les années 1950, un scientifique américain s'est donné pour mission d'identifier l'origine des maladies cardiaques, considérées comme une des plus grandes menaces pour la santé publique après la Seconde Guerre mondiale.
Ce scientifique, dénommé Ancel Keys, aimait voyager (comme beaucoup d'entre nous !) et il avait remarqué durant ses voyages que dans les pays aux régimes alimentaires faibles en graisses, les populations semblaient moins souffrir des maladies cardiovasculaires. Il a rassemblé pendant plusieurs années ses observations portant sur des hommes d'âge moyen dans une étude connue sous le nom de

The Seven Countries Study

Les 7 pays en question étaient :
les États-Unis,
le Japon,
la Finlande,
l'ex-Yougoslavie,
l'Italie,
les Pays-Bas,
et la Grèce.

Les équipes de recherche ont trouvé que les régimes alimentaires des pays méditerranéens et du Japon étaient associés à un risque réduit et à une mortalité plus faible liée aux maladies cardiovasculaires. C'est ainsi qu'est né le régime méditerranéen ! En comparaison, les pays où les graisses saturées étaient davantage présentes dans les régimes alimentaires, comme la Finlande et les États-Unis, avaient les niveaux de maladies cardiaques les plus élevés.

Conclusion tirée à l'époque : les graisses saturées augmentent le taux de cholestérol et donc, le risque de maladies cardiaques.

Le problème de cette étude est qu'elle reposait uniquement sur des observations. Elle pouvait donc indiquer un lien ou une association entre des observations et certaines caractéristiques, mais elle ne prouvait pas qu'un problème de santé soit causé par un facteur particulier. D'autres études et recherches doivent être effectuées pour tirer ce genre de conclusion.

Pourquoi ?

! C'est pourtant assez logique. Si Pierre a un régime alimentaire plus gras que celui de Paul et qu'on lui trouve un risque plus élevé de maladies cardiaques, est-ce dû au gras ou aux 60 cigarettes qu'il fume par jour, ou encore au fait que Paul a une vie professionnelle bien moins stressante que Pierre ? C'est bien le problème : le risque plus élevé de Pierre peut être rattaché à un large éventail de facteurs.

Pour prouver un lien, il faudrait que Pierre et Paul, aux conditions physiques similaires, suivent exactement le même régime alimentaire, fassent autant d'exercice physique l'un que l'autre, subissent le même niveau de stress, etc. Des conditions difficiles à rassembler et surtout à maintenir sur la durée (Paul pourrait très bien en plus se gaver de frites et de hamburgers en cachette sans le déclarer dans son rapport d'étude alimentaire !).

Malheureusement, à l'époque, les conclusions de l'étude n'ont pas été remises en cause. Le régime alimentaire faible en gras est devenu le régime phare à suivre aux États-Unis, puis dans le reste du monde. Le gras a été désigné comme l'ennemi public numéro 1 et, pendant une trentaine d'années, toutes les campagnes de santé publique se sont concentrées sur la réduction des graisses dans notre alimentation.

De nombreux débats

Le régime « faible en gras » est devenu le régime à suivre pour perdre du poids et rester en bonne santé. La course à la production de produits « allégés en graisses » était lancée, et les rayons se sont remplis de yaourts, laits, biscuits et plats préparés allégés, les seuls aptes, prétendument, à nous garder en bonne santé...
Mais si vous retirez les graisses des aliments, il faut compenser avec autre chose pour ne pas dénaturer le goût du produit, et c'est ainsi que le sucre s'est invité en masse dans notre alimentation.
Que faut-il donc croire aujourd'hui sur le gras ? C'est ici que le sujet se complique et cause de grands débats dans l'univers de la nutrition.

! Les graisses saturées augmentent les niveaux de cholestérol, mais elles augmentent autant les taux de cholestérol HDL (le « bon ») que LDL (le « mauvais »). Elles ont donc au final un effet neutre sur le cholestérol. Pour la majeure partie d'entre nous, les études actuelles, bien plus complètes que celles des années 1950, ne font pas de lien entre la consommation de graisses saturées et un risque accru de maladies cardiovasculaires.
Manger des aliments riches en cholestérol n'augmente généralement pas le taux de cholestérol. Vive les œufs !
On trouve des artères obstruées chez des personnes avec un taux de cholestérol faible et, inversement, des personnes avec des taux de cholestérol élevés peuvent avoir des artères en très bon état.
Ce n'est pas le cholestérol en tant que tel qui bouche les artères, vu que ce phénomène est observé quel que soit le niveau de cholestérol dans le sang. En revanche, il faut chercher du côté d'un mécanisme utilisant le cholestérol pour obstruer les artères. Cela pourrait tenir à la taille des particules de cholestérol, aux inflammations, ou encore à l'excès de calcium (qui peut durcir les artères). À suivre...
Certaines graisses non saturées sont absolument essentielles pour notre santé et, sans elles, nous risquons de tomber malades. La grande peur attachée aux graisses n'a pas fait de distinction entre les différents types de gras, d'où l'impact négatif sur notre santé.
Un indicateur beaucoup plus fiable pour évaluer le risque de maladies cardiovasculaires est le taux de triglycérides, un type de gras présent dans le sang. Et qu'est-ce qui fait monter le taux de triglycérides dans le sang ? Les acides gras trans et les sucres, en particulier :

- les sucres ajoutés,
- les glucides raffinés (les féculents),
- et l'alcool !

Certaines personnes souffrant d'une pathologie spécifique, l'hypercholestérolémie familiale, ne sont pas capables de maîtriser leur niveau de « mauvais » cholestérol et doivent donc restreindre fortement leur consommation de graisses saturées pour contrôler le risque de maladies cardiovasculaires.

Alors, gras ou pas gras ?

Super ! Nous allons donc faire la fête du gras ? Pouvoir nous baigner dans des lacs de beurre, construire des maisons en fromage et mettre de la crème fraîche dans tous nos plats, s'il n'y a pas de lien direct entre les graisses saturées et les maladies cardiovasculaires ?

Doucement.

Tout est dans la modération, un concept avec lequel beaucoup d'entre nous semblent avoir des difficultés.

Un régime alimentaire sain se doit d'être équilibré, avec :

- des légumes,
- du bon gras,
- un bon mélange de protéines,
- des fruits,
- des fibres,
- des glucides non raffinés...

Il faut manger des aliments naturels, éviter ceux dont on a retiré des composants (comme les graisses) et ceux où l'on en a ajouté (comme les sucres ajoutés). Cela ne doit pas être compliqué, tendance ou extrême.

Il n'est pas nécessaire de retirer le gras de nos aliments si nous appliquons ces règles de modération. Vive le bon gras !

Revenons à Ancel Keys. Même si ses études ont depuis été critiquées, c'est grâce à lui que les premières indications du lien entre les régimes alimentaires et la prévention des maladies ont été soulevées, et c'est également grâce à lui que nous connaissons désormais le régime méditerranéen. Ses études ont également contribué à faire le lien entre le tabac et les maladies cardiovasculaires.

Le paradoxe français

! Cette expression, connue partout dans le monde, date des années 1980. Elle est née du constat suivant : les Français ont un taux de maladies cardiovasculaires assez faible, malgré une alimentation très riche en graisses. Une des explications données à l'époque pour expliquer cette différence était la consommation importante de vin rouge en France !

Vous avez toujours du mal à croire que votre régime faible en graisses n'est pas la bonne solution ?
Ces régimes sont de moins en moins suivis, car les travaux de recherche semblent indiquer qu'ils ne sont ni efficaces pour la perte de poids, ni recommandés pour la santé.

Des recommandations publiques qui évoluent

! Le Comité consultatif sur les recommandations alimentaires aux États-Unis (American Dietary Guidelines Advisory Committee) a changé ses recommandations en 2015. Désormais, il conseille à la population de consommer moins de glucides raffinés et de sucres, de limiter (et non plus d'éviter) les graisses saturées, mais ne suggère plus de *limiter* la consommation de graisses non saturées. Suivez bien l'actualité, car d'autres pays s'apprêtent à changer aussi leur fusil d'épaule. En France, pour l'instant, les recommandations du Programme national nutrition santé (PNNS) sont de limiter les matières grasses et de privilégier les graisses polyinsaturées, mais il n'y a pas à ce jour de recommandations précises concernant les quantités.

Petit guide des différents types de gras

Vous êtes perdu entre les graisses saturées et non saturées ? Voici un petit guide grâce auquel vous ne regarderez plus jamais les graisses de la même façon. Oh non, ce n'est pas une leçon de chimie, ne vous en faites pas ! Je vous promets que vous allez bien aimer, et surtout que vous allez mieux comprendre !

La structure des graisses

Les acides gras

Les graisses sont des ensembles composés de carbone, d'hydrogène et d'oxygène en forme de chaînes. Ces chaînes peuvent être longues ou courtes, droites ou pliées.

La forme de ces ensembles détermine leurs propriétés et leurs effets sur la santé.

Une petite unité s'appelle **un acide gras**, et le gras est composé de **chaînes d'acides gras**. Pourquoi un acide ? N'ayez pas peur que cela vous brûle, c'est juste parce qu'à la fin de chaque unité, il y a un ensemble composé de carbone d'oxygène et d'hydrogène, la structure classique d'un acide.

Les graisses saturées (saturé = solide !)

À consommer avec modération, mais sans peur !

Bon, pour l'instant, je comprends, mais qu'est-ce qu'une graisse saturée ? On utilise l'adjectif « saturé » pour préciser que l'acide gras est rempli d'hydrogène.

Quand une unité d'acide gras est remplie d'hydrogène, l'unité est très, très droite, et on peut mettre beaucoup de ces unités ensemble (comme une boîte d'allumettes). Cette structure, solide et compacte, a la propriété d'être plus résistante et moins réactive à la chaleur ou à la lumière.

Un acide gras saturé, rempli d'hydrogène, tête acide

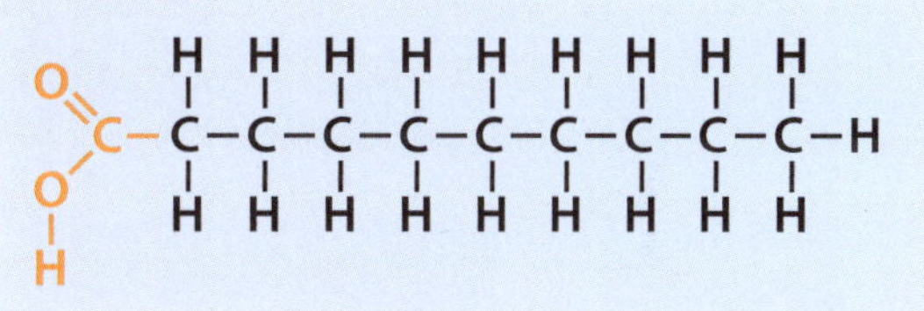

On les trouve essentiellement dans les graisses animales (beurre, produits laitiers, viande, poisson), les huiles de palme et de coco.

Les graisses non saturées

Elles sont en général très bonnes, à quelques exceptions près.

En revanche, dans les graisses non saturées, il reste de la place pour ajouter de l'hydrogène : il suffit que 2 atomes de carbone (particulièrement attachés, ou en train de « s'embrasser », pour faire plus romantique !) s'ouvrent un peu pour accueillir des atomes d'hydrogène. À chaque point où, sur la chaîne, des atomes de carbone « s'embrassent », se dessine une **petite courbe** (pensez à la forme du boomerang). L'ensemble n'est donc pas droit comme une graisse saturée.

Acide gras saturé et non saturé

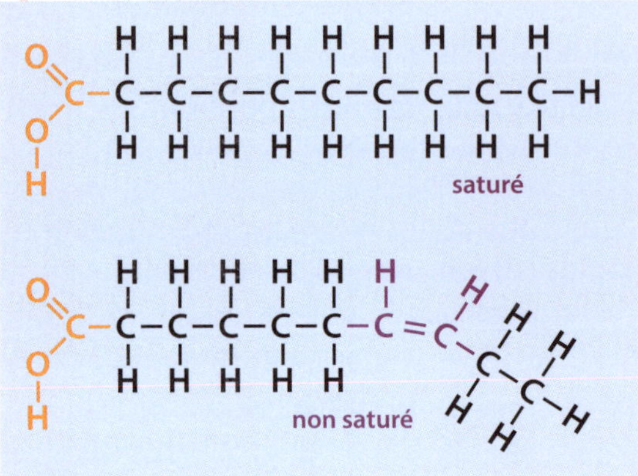

Quand on ajoute de l'hydrogène, la chaîne est renforcée.

S'il n'y a qu'**un seul espace** pour ajouter un atome d'hydrogène, il est **« mono-insaturé »** (comme l'huile d'olive).

Cette forme est en général bonne pour la santé.

S'il y a **beaucoup** d'espaces libres, il est **« polyinsaturé »**.

! Les oméga 3, 6 ou 7 dont on nous parle souvent font partie de cette catégorie. Le chiffre qui suit le terme « oméga » correspond à l'endroit où la graisse commence à avoir des « places libres ». Par exemple, si dans l'ensemble qui constitue la graisse, les « places libres » apparaissent au point 3, ce sont des oméga 3, si en revanche elles apparaissent au point 6, ce sont des oméga 6.

Petite question pour vérifier que vous avez tout assimilé... Où la « place libre » pour l'oméga 9 se trouve-t-elle ? C'est au point 9 de l'ensemble. Bravo, vous avez vraiment, vraiment bien compris !

Ces graisses non saturées peuvent former de jolis demi-cercles ou des formes d'insectes !

Oméga 3 et oméga 6

OMÉGA 3

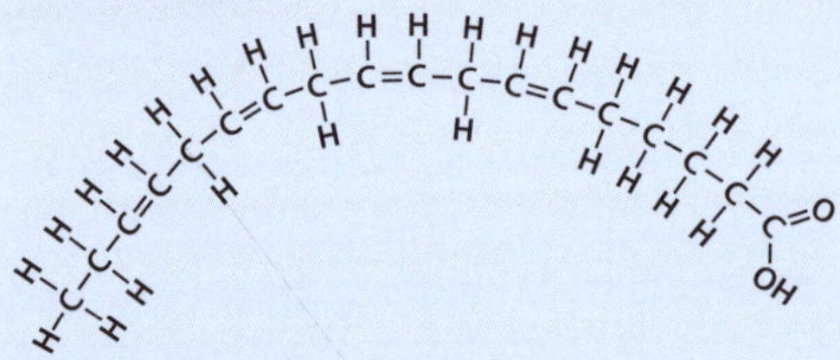

OMÉGA 6

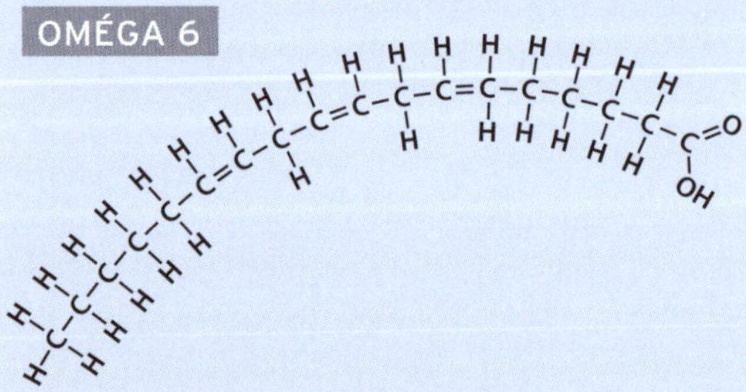

On les trouve essentiellement dans les végétaux (olive, tournesol, colza, noix et graines) et les poissons gras.

Ces graisses sont **liquides** à température ambiante. Pourquoi ? Parce qu'avec leur forme de « boomerang », l'espace entre les unités se libère. Elles ne sont pas stables, car elles peuvent s'agréger à des éléments autres que l'hydrogène. Elles réagissent donc au contact :

- de l'oxygène,
- de la lumière,
- ou de la chaleur.

Ces éléments peuvent changer complètement leur structure et leur donner une forme qui est finalement mauvaise pour la santé. Mieux vaut donc privilégier les bouteilles en verre et éviter de les cuisiner à forte température (voir chapitre 4 pour les bonnes astuces à ce sujet).

Pensez à mettre des lunettes de soleil et de la crème solaire pour les gras polyinsaturés !

! Les recherches indiquent que si les oméga 3 sont très bons pour notre santé, les oméga 6 pris en excès, trop chauffés ou transformés peuvent en revanche avoir un effet négatif (voir chapitres 2 et 4).

Les acides gras trans

Des graisses trans industrielles, trafiquées, à éviter !

Dernière petite histoire. Dans les années 1970, on a cherché un remplaçant pour le beurre, vu comme le grand méchant loup. Pour mettre au point un gras ayant la même texture et le même goût que le beurre, les fabricants ont eu l'idée d'ajouter de l'hydrogène aux huiles polyinsaturées pour les rendre plus solides.

Oui, mais voilà : en ajoutant artificiellement de l'hydrogène, l'unité n'est pas correctement remplie et on se retrouve avec un nouveau type d'acide gras, pas tout à fait droit, mais qui n'a plus toutefois la forme d'un boomerang (aussi appelée forme « cis »). Cette nouvelle forme s'appelle « trans ». C'est ainsi que **les acides gras trans insaturés** sont nés !

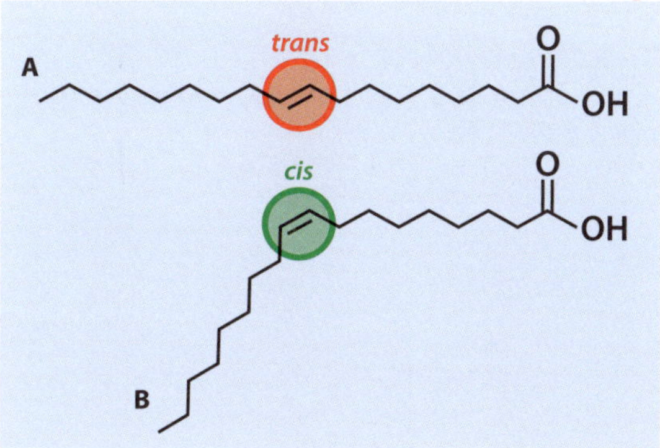

Le problème avec les acides gras trans, c'est que notre organisme ne les reconnaît pas comme les autres graisses et qu'il n'a pas de mécanisme en place pour les absorber ou les éliminer. Ces graisses restent donc dans le corps comme des Aliens et peuvent entraîner des **inflammations**, entre autres problèmes de santé.

Ces graisses sont utilisées dans la production d'aliments industriels, de plats cuisinés et de margarine. Nous savons désormais qu'elles augmentent les niveaux de triglycérides et de « mauvais » cholestérol LDL en réduisant les niveaux de « bon » cholestérol HDL. Elles sont connues pour générer un risque accru de maladies cardiovasculaires ainsi que d'autres maladies chroniques.
Notez toutefois que certaines de ces graisses trans existent en faible quantité dans la nature. Les études menées et citées en référence se sont davantage portées sur les graisses trans produites industriellement.

Il y a aujourd'hui consensus sur la nocivité de ces graisses et 6 pays européens ont mis en place des mesures pour les interdire :

- le Danemark,
- l'Autriche,
- la Hongrie,
- l'Islande,
- la Norvège,
- la Suisse.

Et le reste de l'Europe ? Tout le monde est d'accord pour limiter autant que possible les quantités d'acides gras trans dans les aliments (à moins de 2 % des apports quotidiens), mais il n'est pour l'instant pas prévu de faire apparaître clairement les acides gras trans sur les labels alimentaires. Ils ne sont toujours pas interdits en France. Quant aux États-Unis, ils ont voté cette année la suppression progressive de ce mauvais gras de la chaîne alimentaire au cours des trois prochaines années.

Aujourd'hui, les **margarines** sont produites par le biais d'autres techniques et ne contiennent plus un niveau si élevé d'acides gras trans. Les industries agroalimentaires s'efforcent également de réduire autant que possible le niveau de graisses trans dans leurs produits.

Pour les autres graisses « industrielles », il faut garder en tête que plus celles-ci suivent un **processus complexe de production** impliquant plusieurs phases de chauffe, plus leur structure risque d'être modifiée.

Touche pas à mon gras !

Et les **graisses oxydées** ? Ce sont les graisses qui ont réagi à l'air, la lumière ou la chaleur, et qui ne sont plus bonnes pour notre santé. On peut les reconnaître à leur mauvaise odeur ou à leur goût rance.

Utilisez la poêle de façon modérée, stockez vos huiles correctement (voir chapitre 4) et surtout ne surchauffez pas l'huile.

Type de graisses	Ma recommandation	Origine
Graisses saturées	Bon pris avec modération ou pas mélangé avec les féculents et le sucre (façon cétogène !)	Produits laitiers, viande, graisses animales, huile de palme
Oméga 3	Très, très bon	Poisson gras, noix et graines
Graisses mono-insaturées et oméga 7	Très, très bon	Huile d'olive et avocat
Oméga 6	Bon pris avec modération (voir chapitre 2)	Huile de tournesol, huile de colza, huile de soja et les autres huiles végétales
Graisses trans	À éviter	Produits industriels
Graisses oxydées	À éviter	Graisses non saturées surchauffées

Le bon gras et nous !

Non seulement nous devons manger du bon gras, mais il est aussi essentiel d'avoir un peu de gras « sur nous » (entre 14 % et 35 % de notre poids total selon l'âge et le sexe). Avec le culte ambiant de la minceur, nous avons oublié le rôle essentiel des graisses dans notre corps.
Les graisses sous-cutanées sont très importantes pour nous protéger du froid, elles protègent nos organes et nos os, tout en étant une source additionnelle d'énergie et génératrice d'hormones.
Si notre niveau de graisse dans le corps tombe trop bas, on manque d'énergie, on se sent frileux, et on tombe malade beaucoup plus facilement. On risque aussi de manquer de nutriments essentiels, comme les vitamines liposolubles stockées dans nos réserves de graisse.
Il nous faut donc une quantité raisonnable de graisse dans le corps. Certes, trop de graisse n'est pas bon pour notre santé, surtout si elle est stockée au niveau du ventre et des organes importants. C'est ce que l'on appelle la graisse viscérale.

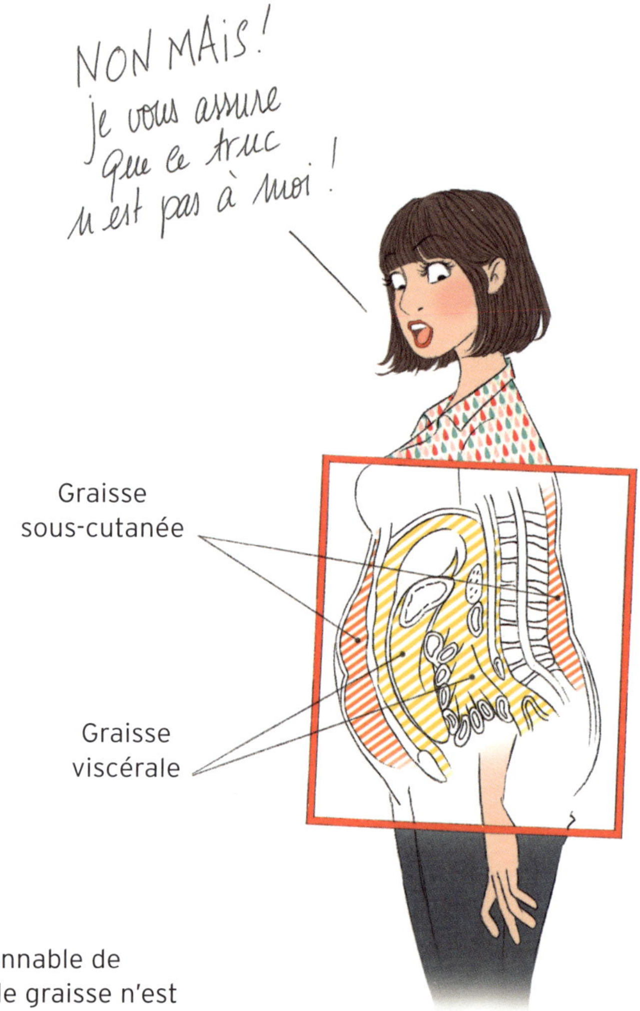

Pourcentages de graisse corporelle – Femme

Âge	Niveau faible	Niveau correct	Niveau élevé
20-40	Moins de 21 %	21-33 %	Plus de 33 %
41-60	Moins de 23 %	23-35 %	Plus de 35 %
61-79	Moins de 24 %	24-36 %	Plus de 36 %

Pourcentages de graisse corporelle - Homme

Âge	Niveau faible	Niveau correct	Niveau élevé
20-40	Moins de 8 %	8-19 %	Plus de 19 %
41-60	Moins de 11 %	11-22 %	Plus de 22 %
61-79	Moins de 13 %	13-25 %	Plus de 25 %

Source : Gallagher *et al.* Am J Clin Nut 2000 ; 72 : 694-701

Petites informations pratiques !

! Les hommes doivent avoir un pourcentage de graisse corporelle bien inférieur à celui des femmes. Les athlètes et les sportifs auront des niveaux encore inférieurs à ceux de la population moyenne.

Une **balance impédancemètre** doit être utilisée pour mesurer le pourcentage de graisse dans le corps : il est en effet difficile de l'estimer à l'œil nu.

Pour les femmes en particulier, si le pourcentage de graisse dans le corps tombe trop bas, cela peut affecter le cycle menstruel et la fertilité.

Notre corps va voir son pourcentage de graisse corporelle augmenter avec l'âge. Même si cela ne nous plaît pas trop, ce phénomène joue un rôle dans la protection de nos os, notamment en cas de chute, et de nos organes, en formant une petite réserve d'énergie à utiliser en cas de maladie.

L'IMC ou indice de masse corporelle

Son calcul

C'est un calcul de votre « corpulence » à partir de la taille et du poids. En effet, des études démontrent que se rapprocher du poids santé est un facteur de bonne santé.
Ce calcul prend en compte les différences dans les corpulences des individus (certains ont des os plus gros que d'autres !) et s'applique à la majeure partie des adultes âgés de 20 à 65 ans. Il ne faut pas utiliser cette méthode pour :

- les enfants,
- les athlètes,
- les femmes enceintes ou ayant récemment accouché.

Le calcul est facile : on divise le poids en kilogrammes par la taille en mètres, puis on divise encore une fois le tout par la taille.

Pierre : 1,80 m, 75 kg
IMC = (75/1,8)/1,8 = 23

En sous-poids	Moins de 18,5
Poids santé	18,5 - 24,9
En surpoids	25 - 29,9
En grand surpoids	Plus de 30

Ces valeurs sont les mêmes pour les hommes et les femmes.

Surpoids ou sous-poids ?

! Les recherches montrent qu'il est plus dangereux pour notre santé d'être en sous-poids que d'être en surpoids. Être en sous-poids signifie que votre corps ne reçoit pas tous les nutriments dont il a besoin, ce qui vous rend plus susceptible d'être fatigué ou de tomber malade. Une étude récente a ainsi montré que le sous-poids augmente le risque de contracter la maladie d'Alzheimer de 39 %.
Être légèrement en surpoids, avec un IMC allant jusqu'à 28, n'engendre en général pas de risque particulier pour la santé. Cela devient par contre un sujet de préoccupation lorsqu'il dépasse ce niveau.

Être en forme, même en surpoids, semble très protecteur pour la santé. Oui, il est possible d'être enrobé, en forme et en bonne santé.
Inversement, même avec un IMC au niveau du poids santé, si vous portez votre graisse autour du ventre, sans doute de la graisse viscérale, vous risquez davantage votre santé que si vous étiez un peu plus lourd, mais avec ce poids additionnel réparti de façon homogène.

La tendance

Il vaut mieux être en bonne santé que maigre ! Pourquoi donc ce culte de la maigreur ? Il faut chercher à être en forme, fort et plein d'énergie plutôt que maigre, fragile et délicat...

Peur de la balance ?

- Grimpez-vous sur la balance après chaque repas ?
- Pleurez-vous si vous avez pris 200 g ?
- Regardez-vous votre balance avec terreur et ne vous réconciliez-vous avec elle qu'après une journée de famine ?

La bonne nouvelle, c'est qu'il n'existe pas encore de balance nous infligeant un choc électrique à chaque prise de poids, ou capable de crier haut et fort : « Descends tout de suite, tu m'écrases, tu es lourd. »

Si le fait d'approcher une balance vous fait vraiment peur, pourquoi ne pas utiliser une ficelle à la place ? Il suffit de mesurer le tour de taille, rapporté à la taille, pour évaluer vos progrès.

! Cette méthode de mesure à la ficelle a été développée au Royaume-Uni par le Dr Margaret Ashwell.
Ses études ont révélé que les personnes les plus saines ont un tour de taille inférieur à la moitié de leur taille.

Alors, prenez un morceau de ficelle, puis mesurez le tour de votre taille entre la côte la plus basse et l'os de la hanche. Eh non, ne retenez pas votre respiration ! Il suffit ensuite de vérifier que votre tour de taille est inférieur à la moitié de votre taille. Vous voyez, ce n'est pas du tout effrayant !

Autre méthode très efficace : mesurer votre perte de poids en essayant les vêtements que vous portiez auparavant et voir si « ça passe ».

Quiz – *Avez-vous peur du gras ?*

1. C'est l'heure du petit-déjeuner ! Habituellement, vous mangez :

A. Un yaourt à 0 % de matières grasses, des biscuits diététiques et un café avec du lait écrémé.

B. Un yaourt nature au lait entier, une poignée de noix et des fruits frais.

C. Deux croissants beurre-confiture, plus un café *latte* avec du sirop sur le chemin du travail.

2. Vous êtes chez un ami pour un apéro et il vous présente une assiette de charcuterie :

A. Vous passez deux heures à retirer délicatement tous les morceaux de gras visibles dans le saucisson, puis vous réalisez soudain que tout le monde a déjà fini son dessert.

B. Vous prenez deux petites rondelles de saucisson, mais vous vous concentrez plutôt sur les noix et les tomates cerise.

C. Vous avalez l'assiette et demandez du rab à votre hôte.

3. Vos enfants vous demandent du beurre de cacahuètes :

A. Vous commencez à hyperventiler. Que c'est gras ! Et vous les grondez d'avoir osé demander.

B. Super ! Vous l'étalez sur du pain au blé entier pour leur goûter.

C. Oups, il n'y en a plus. Vous avez terminé le pot hier soir, devant la télévision.

4. Lorsque vous achetez des produits laitiers, vous avez des priorités :

A. Vous choisissez toujours du 0 % et vous vous sentez supérieur quand vous regardez les autres caddies remplis de produits à haute teneur en graisses.

B. « Low sugar », vous préférez acheter des produits naturels sans sucre ajouté. Vous ajoutez du sucre vous-même à la maison si nécessaire.

C. Les produits nouveaux et pleins de couleur. Vous êtes un gourmand et vous êtes heureux de tout essayer !

5. Votre menu préféré est :

A. Poisson et légumes à la vapeur, avec du riz et de la moutarde, car c'est pauvre en gras. Vous connaissez toutes les ficelles ! Un yaourt allégé aux fruits et une tisane « minceur ».

B. De style méditerranéen : poisson grillé, une salade colorée avec des olives et de l'avocat.

C. Foie gras, steak frites et une belle assiette de fromage avec une bouteille de vin rouge.

6. Vous pensez que le problème de l'obésité est :

A. Une question de maîtrise de soi : si les gens avaient de la volonté, ils ne seraient pas gras.

B. Compliqué...

C. Vous n'y avez jamais vraiment réfléchi. Vous appréciez le moment présent, en particulier si cela rime avec bonne chère et bon vin.

Résultats

Type A : phobique du gras

Ouh là là ! Vous gagnez le prix de la discipline de fer et de la motivation. Mais il faut être conscient que les opinions évoluent dans le monde de la nutrition et que le gras n'est plus perçu comme le principal responsable des problèmes de santé.

Les graisses sont incroyablement importantes pour notre santé. Prenez le temps de lire en détail les chapitres 2 et 3 qui expliquent pourquoi elles sont si essentielles à notre bien-être.

L'objectif n'est pas d'éradiquer le gras de votre quotidien, mais de manger des graisses saines, n'ayez donc pas peur d'introduire du bon gras dans votre alimentation ! C'est une question d'équilibre. Vous pouvez manger des graisses sans grossir, et si vous ne nous croyez pas, essayez notre semaine « minceur » page 81.

Et au sujet du beurre de cacahuètes ? Comme la plupart des arachides, les cacahuètes contiennent environ 50 % de matières grasses. Le beurre de cacahuètes est en fait meilleur pour notre santé que les pâtes à tartiner, qui contiennent quant à elles, en plus des graisses, beaucoup de sucre...

Type B : le lauréat du bon gras

Vous gagnez le prix « Le bon gras ». Bravo ! Les poissons gras, les noix, les graines, les avocats et les olives. C'est le régime méditerranéen parfait. De vrais aliments livrés tels quels, sans rien enlever.

Vous pourriez cependant encore trouver le livre utile, en particulier les informations du chapitre 3 sur les avantages sur la santé des régimes riches en gras. Nous vous proposons aussi un certain nombre de recettes « plaisir » créées selon le mode méditerranéen, dans un objectif de gestion du poids.

Type C : c'est bon parce que c'est gras

C'est génial que vous appréciiez votre nourriture et que vous profitiez pleinement de votre vie, mais connaissez-vous le mot « modération » ? C'est valable dans de nombreux domaines : l'excès, quel qu'il soit, n'est pas bon pour la santé ! Pensons à la maxime grecque inscrite sur le fronton du temple de Delphes : « Rien de trop. » Ce précepte de l'Antiquité est encore de nos jours un bon conseil.

Vous suivez le régime cétogène ? Bravo à vous, mais rappelez-vous bien qu'avec ce régime, les frites et le sucre sont à proscrire.

Si vous préférez une approche méditerranéenne, vous pouvez encore vous régaler de fromage et de viande rouge, mais pas aussi souvent qu'avant. Les aliments peuvent être goûteux sans être recouverts de beurre et de crème. Vous pouvez continuer à manger du bon gras, tout en modérant les autres graisses.

Les chapitres 3 et 4 seront vos guides pour bien comprendre les régimes et mesurer la quantité de graisse nécessaire à votre corps. Les recettes présentées au chapitre 5 vous prouveront qu'elles sont délicieuses parce qu'elles contiennent du bon gras !

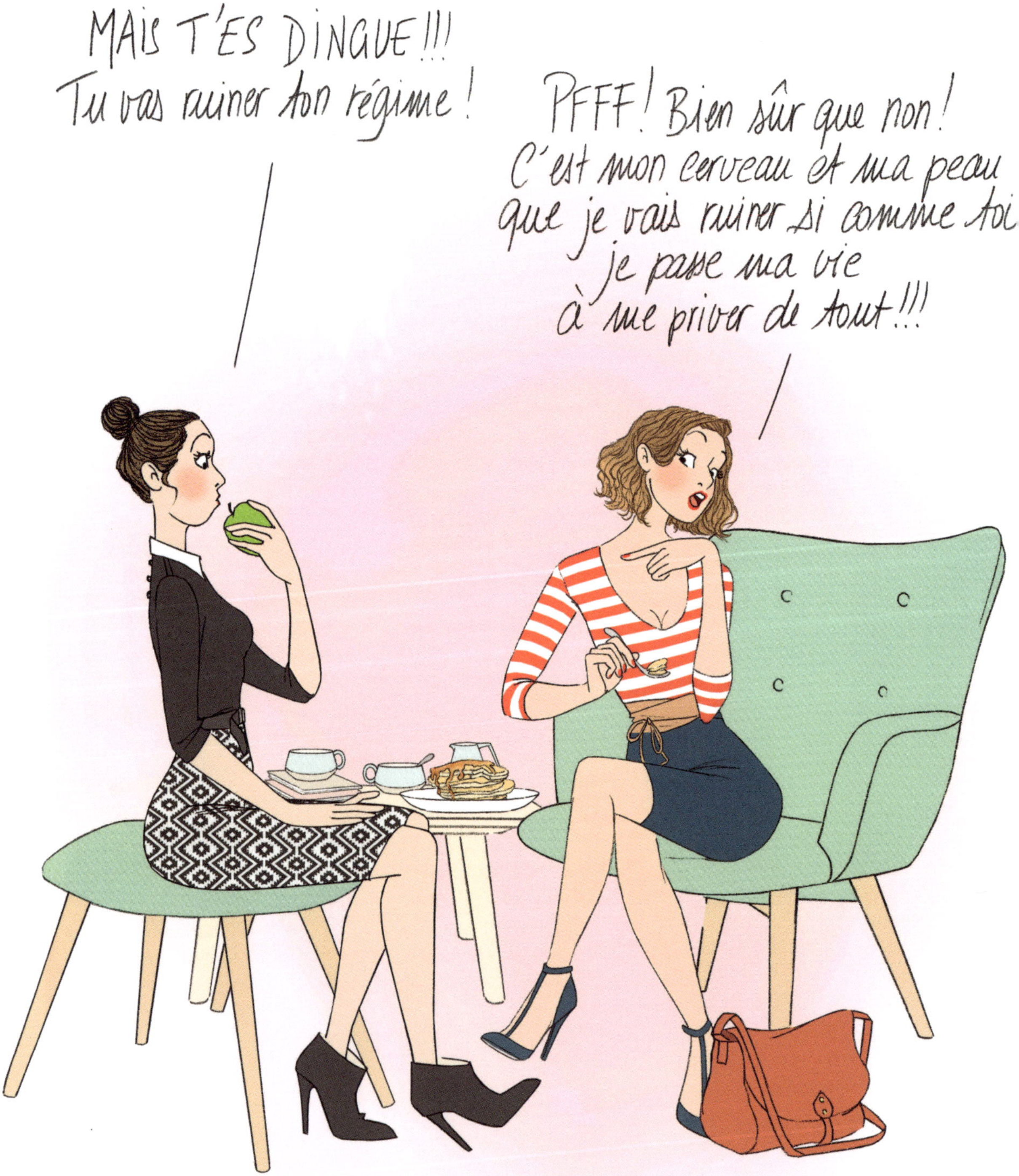
MAIS T'ES DINGUE !!!
Tu vas ruiner ton régime !
PFFF ! Bien sûr que non !
C'est mon cerveau et ma peau
que je vais ruiner si comme toi
je passe ma vie
à me priver de tout !!!

2 POURQUOI A-T-ON VRAIMENT BESOIN DU GRAS ?

Les quatre bonnes raisons de l'aimer plus que jamais !

Le gras de la tête aux pieds

- Pensez à votre supercerveau.
- Pensez à votre vie, longue et saine.
- Pensez à votre jolie peau.
- Pensez à votre bonne humeur et à votre gourmandise
- Vous voulez les bichonner ? Alors, suivez le guide !

Développer un cerveau de génie

Quand nous pensons à notre santé, nous avons tendance à penser à notre poids. En fait, nous ferions mieux de penser à notre cerveau. En effet, si nous voulons que notre tête fonctionne correctement, nous devons absolument alimenter notre cerveau.

L'exercice, le sommeil et l'alimentation modifient la santé et le fonctionnement du cerveau. Cela dépend donc beaucoup de nous...

Alors, que savons-nous de notre cerveau ? Il est principalement composé de graisse (pour environ **60 %**). Autre information intéressante : le cerveau utilise **20 % de nos besoins quotidiens en calories** et consomme du **glucose** comme **carburant**. Cependant, vous ne brûlerez pas plus de calories si vous faites davantage travailler votre cerveau, cela a déjà été largement étudié ! Il a été jusqu'ici impossible de produire un cerveau mécanique : notre cerveau est tout simplement trop complexe.

DHA et EPA

Cette puissante machine nécessite un apport calorifique important. Concernant le rôle des graisses dans la santé mentale, les études montrent que le cerveau a besoin de l'acide gras oméga 3, dont deux types en particulier :

- le DHA (acide docosahexaénoïque),
- l'EPA (acide eicosapentaénoïque).

Si ces noms vous semblent trop barbares ou chimiques, essayez ceci pour les retenir :
DHA = Douce et Harmonieuse Alimentation (pour le cerveau)
EPA = Excellente et Puissante Alimentation (pour le cerveau)

Notre corps ne fabrique pas ces graisses, contrairement à d'autres graisses, d'où leur nom d'« acides gras essentiels ». C'est donc uniquement notre alimentation qui nous les fournit, et leur meilleure source naturelle, ce sont les poissons gras tels que :

- saumon,
- maquereau,
- sardine,
- truite...

Les arachides et les graines contiennent de l'acide linoléique (une forme d'oméga 3) qui peut être converti en DHA et EPA, mais cette conversion est parfois difficile.

Nous avons besoin de ces deux types de graisses. Le DHA et l'EPA travaillent en équipe et sont les deux superhéros qui protègent notre cerveau.
L'EPA semble aider à réduire le risque d'**inflammation** (voir encadré) et le DHA s'assure que nos **neurones**, les cellules de notre cerveau, fonctionnent bien.
Toujours pas convaincu ? Des études montrent qu'un apport optimal de ces graisses est lié à l'amélioration des capacités d'apprentissage, de la mémoire et des fonctions cognitives. Ces graisses sont essentielles à toutes les étapes de la vie. À l'opposé, des études ont montré le lien entre une carence de ces graisses et des troubles mentaux, des états dépressifs, des troubles de l'apprentissage et de la mémoire.

L'inflammation

L'inflammation est un mécanisme du système de défense de l'organisme. Elle contribue à détruire les « envahisseurs » du corps ou les infections et permet la guérison. L'inflammation augmente la température, provoquant un gonflement et une rougeur. Elle nous est donc utile, mais d'une manière contrôlée et seulement pour certains tissus ou organes endommagés.
Certaines maladies sont liées aux inflammations chroniques. Représentez-vous l'inflammation comme un morceau de papier de verre à l'intérieur de votre corps, qui frotte doucement vos cellules et vos organes. Ce mécanisme répété trop souvent utilise de l'énergie (et des nutriments), car votre corps est continuellement en train de réparer ces cellules. Le risque que les cellules ne soient pas réparées correctement et qu'elles ne fonctionnent plus aussi efficacement par la suite existe aussi...

Le cerveau a aussi besoin de cholestérol ! Pensez les neurones comme des fils électriques, qui doivent être isolés pour les empêcher de faire court-circuit. Cette « isolation » est assurée par une couche graisseuse autour du neurone faite à partir de cholestérol.

Saviez-vous que le lait maternel contient naturellement du DHA et de l'EPA ?

Fait intéressant : 25 % du cholestérol présent dans notre corps est en fait situé dans notre cerveau.

Les chats ont besoin de dormir 12 heures, les éléphants 3 heures, et les êtres humains (en moyenne) 6 à 8 heures par nuit !

Le sommeil

Que pouvons-nous faire de plus pour protéger notre cerveau ? Le sommeil est le mode de **désintoxication** ultime pour un cerveau bien occupé. C'est prouvé : lorsque nous dormons, le cerveau produit un fluide qui évacue les toxines des cellules. C'est comme ouvrir un robinet qui se referme au réveil.
La quantité de sommeil nécessaire pourrait être déterminée par la taille de notre cerveau, les cerveaux les plus petits nécessitant plus de « nettoyage », du fait de neurones plus « resserrés ».

Les légumes verts, ces superhéros...

Des études ont identifié le **folate**, un type de vitamine B, comme un nutriment essentiel pour le développement et le fonctionnement du cerveau. Il protège ses cellules et améliore également son absorption des graisses DHA et EPA. Les légumes verts et les légumes secs en contiennent beaucoup.

> ! Et que faut-il penser des 5 fruits et légumes par jour ? En fait, il faudrait envisager 7 portions plutôt que 5 : 5 portions de légumes et 2 portions de fruits, dont 1 ou 2 portions de légumes verts, une riche source de folate.

> **Comment manger plus de légumes ?**
> Si vous trouvez que c'est déjà difficile de manger « 5 portions de fruits et légumes par jour » et que prendre 7 portions relève de l'impossible, prenez un peu de recul. Manger des légumes et des fruits doit être un plaisir et pas une punition. Faites vos calculs : 7 divisé par 4 égale 1,75. C'est beaucoup plus facile de manger 1 ou 2 portions à chaque repas/collation que d'attendre le soir pour tenter d'avaler un champ de fruits et légumes.

Vivre longtemps avec beaucoup d'énergie

Petit rappel sur les calories

Qu'est-ce qu'une calorie ? C'est une mesure de l'énergie contenue dans certains aliments. Les graisses ont traditionnellement mauvaise presse, car elles contiennent plus de calories que les autres aliments, et c'est bien là le souci !
Il est peut-être temps de changer notre regard sur le sujet : les graisses ne sont pas que des pourvoyeurs de calories...

L'apport calorifique des aliments

Protéines	4 calories par gramme
Glucides	4 calories par gramme
Gras	9 calories par gramme
Alcool	7 calories par gramme

Les graisses sont faciles à stocker, mais c'est intentionnel : elles délivrent une forme hautement concentrée d'énergie pour soutenir nos besoins. Les graisses ne se trouvent pas que dans la nourriture « grasse » ; presque tous les aliments en contiennent en différentes quantités... Même certains légumes et même certains fruits !

Pour l'endurance

C'est le sujet qui passionne le monde de la nutrition sportive : les graisses commencent à être brûlées après environ 20 minutes d'exercice. Les 5 calories additionnelles contenues par gramme dans les graisses sont bien utiles pour nous donner un coup de boost ! Avoir une réserve de graisse évite aussi d'utiliser d'autres formes d'énergie stockées dans les muscles. Le plus ? Une endurance renforcée et de meilleures performances sportives.

Pour la gestion du stress

Les graisses saturées sont essentielles dans la production des hormones dites « de stress » comme l'adrénaline et le cortisol. Ces hormones nous permettent une gestion efficace des situations de stress et le respect de nos rythmes circadiens !

> ! Les niveaux de cortisol sont élevés le matin (le corps considère, à juste raison, que se lever est stressant !) et diminuent au cours de la journée pour être assez bas au coucher et faciliter l'endormissement.

Si vous vous demandiez pourquoi on ne vous prescrivait pas de médicament avec du cortisol le soir, maintenant vous savez pourquoi !

Pour la longévité

Manger le bon gras nous aide-t-il à vivre plus longtemps ? Certains signes semblent l'indiquer, et ce n'est pas tout : il nous aide également à vivre mieux.

Des études ont été menées auprès des populations :

- d'Okinawa (Japon),
- de Hunza (Pakistan)
- et d'Abkhazie (Géorgie).

Bien que les âges réels de ces populations soient suspects, étant donné le manque de fiabilité des registres de l'état civil, il est indéniable que la plupart parviennent à mener des existences longues, saines et actives. Quels sont les points communs entre ces différentes alimentations ?

- des produits frais locaux,
- des viandes nourries en pâture,
- des poissons sauvages,
- et des produits laitiers fermentés.

Pas vraiment une alimentation faible en graisses, n'est-ce pas ?

> ! Au Japon, où la consommation d'acides gras polyinsaturés sous forme d'oméga 3 est élevée, la population à un meilleur état de santé général, un taux plus faible de maladies cardiaques, de cancers et un risque moindre de maladies auto-immunes telles que le lupus.

Les fameux oméga 3

Les acides gras oméga 3 ont de nombreux effets positifs sur la santé cardiovasculaire, tels que :

- la réduction du risque de caillots sanguins,
- la réduction du risque d'accidents vasculaires cérébraux,
- la réduction de la pression artérielle,
- la réduction du taux de triglycérides,
- l'augmentation des niveaux de « bon » cholestérol HDL.

Il est également reconnu que les acides gras oméga 3 en général ont un effet anti-inflammatoire sur le corps (ils aident à éteindre les « feux » déclenchés par les inflammations, voir encadré page 31), d'où l'impact positif sur la santé d'une consommation élevée de graisses oméga 3.

Le rôle joué par les graisses dans les inflammations est, une fois de plus, une question d'équilibre. Des quantités excessives d'oméga 6 et d'acides gras saturés peuvent en revanche entretenir les inflammations ; il ne faut donc pas croire que toutes les huiles végétales sont bonnes pour nous.

Paléo : *le régime alimentaire « omégavore » de l'homme des cavernes !*

Oublions les voitures, les ordinateurs et le stress de la vie moderne pour revenir à la préhistoire. À cette époque, les aliments contenant des oméga 3 (poisson ou gibier) étaient naturellement très présents. En conséquence, le régime alimentaire respectait l'équilibre entre les oméga 3 et les oméga 6 avec un ratio 1 pour 1. De nos jours, ce rapport est devenu 1 pour 15. On mange 15 fois plus d'oméga 6, généralement sous la forme d'huiles végétales hautement transformées. La consommation excessive d'acides gras oméga 6 est associée à un risque accru de maladies, notamment cardiovasculaires et chroniques…

Sommes-nous ce que nous mangeons ou sommes-nous ce que mangent les animaux que nous mangeons ? Les animaux nourris à l'herbe ont une viande plus riche en oméga 3 que ceux nourris aux céréales… À vous d'en tirer les conséquences !

! Le label Bleu-Blanc-Cœur, étiqueté sur certains produits d'origine animale, garantit que les animaux ont une alimentation variée et équilibrée, à base de fourrages et de graines riches en oméga 3.

Pouvons-nous améliorer notre santé en prenant des suppléments alimentaires à base d'huiles riches en oméga 3 ? Les études montrent les avantages évidents pour la santé de la consommation de poisson, mais elles ne parviennent pas aux mêmes conclusions avec les suppléments à base d'huiles de poisson, malgré le battage médiatique et le prix ! Sans nul doute, il est difficile de reconstituer artificiellement les bienfaits de la nature ! Les poissons gras, les arachides et les graines sont bons naturellement, grâce aux nutriments, acides gras oméga 3, vitamines et minéraux qu'ils contiennent. Encore une fois, mieux vaut un aliment tel quel plutôt qu'une pilule censée en contenir les meilleurs nutriments.

Vous êtes inquiet au sujet des toxines présentes dans les poissons gras ? Cette question est examinée plus en détail dans le chapitre 4.

Garder la santé avec les vitamines A, D, E, K

Pour rappel, les vitamines sont nécessaires (en certaine quantité) pour lutter contre les maladies et rester en bonne santé. Ces quatre types de vitamines très importantes pour la santé sont « liposolubles », c'est-à-dire que leur transport dans le corps dépend des graisses.
Ces vitamines liposolubles sont ensuite stockées dans nos propres tissus adipeux.
Un régime faible en graisses risque donc de générer des carences pour ces types de vitamines.

• A comme « agréable pour les yeux »

Entre autres choses, la **vitamine A** nous aide à bien voir, en particulier dans l'obscurité, et à combattre les infections.

On le trouve dans les fruits et légumes aux couleurs vives comme les courges, les patates douces, les tomates, les poivrons et les melons.

On la trouve dans les produits laitiers entiers, le poisson, la viande et le foie.

Il y a aussi une autre forme de vitamine A, le **bêta-carotène**.

Le corps est capable de convertir le bêta-carotène en vitamine A.
Le bêta-carotène est également un antioxydant. La meilleure façon d'expliquer les antioxydants est de les considérer comme une équipe de superhéros. Ils empêchent les substances d'endommager nos cellules et les organes en créant un bouclier de protection. Les substances dangereuses rebondissent sur le bouclier et nous laissent indemnes !

• D comme « drôlement nécessaire pour la santé »

La **vitamine D**, il y en a des choses à dire sur elle ! La liste de ses bienfaits est très longue.

- Pour commencer, la vitamine D aide le corps à absorber le **calcium**, essentiel pour nos os. Importante pour notre santé en général, elle joue notamment un rôle clé dans le bon fonctionnement du **système immunitaire**.
- Et pour la **perte de poids** ? Des travaux de recherche ont établi un lien entre une consommation optimale de vitamine D et la perte de poids. Cela pourrait être dû (mais ce n'est pas démontré) au rôle que la vitamine D peut jouer dans la réduction de la taille des cellules graisseuses.

• Notre alimentation fournit seulement 10 % de la vitamine D dont nous avons besoin. Le reste, notre corps le produit grâce à l'action du **soleil** sur notre peau qui convertit le **cholestérol** (oui, cette substance qui faisait peur !) en vitamine D. Il est peut-être temps de ranger les ordinateurs, tablettes et jeux vidéo pour se promener au soleil pendant votre pause déjeuner et produire un peu de vitamine D !

Les aliments qui contiennent de la vitamine D sont les poissons gras, les champignons, les jaunes d'œufs, le fromage et le foie.

• E comme « excellent pour le sang et le cerveau »

La **vitamine E** participe au bon fonctionnement de nos globules rouges et des vaisseaux sanguins. Elle aide à empêcher la formation de caillots sanguins. La vitamine E est aussi un antioxydant très puissant. Des études montrent qu'elle protège notre précieux cerveau et améliore son fonctionnement, d'une manière semblable aux acides gras oméga 3.

On la trouve dans la plupart des aliments qui contiennent des matières grasses, comme les arachides, les graines et les huiles végétales ainsi que des légumes verts à feuilles.

! Les antioxydants : la clé magique pour la santé ? Pas si vite. Pendant longtemps, il était courant de penser qu'une prise importante d'antioxydants avait un impact positif sur la santé. Les chercheurs ont donc été surpris de constater qu'une consommation importante de vitamines A et E sous forme de **suppléments alimentaires** entraînait une augmentation de la **mortalité**.
Pourquoi ? C'est encore la notion d'équilibre qu'il faut invoquer. Il est difficile de faire une « overdose » de nutriments lorsqu'ils sont consommés naturellement. La prise excessive de nutriments sous forme de suppléments alimentaires peut, en revanche, au mieux être un gaspillage coûteux, au pire nuire à notre santé.

• K comme « kiffant pour les os »

La **vitamine K** joue un rôle important dans la coagulation du sang et le transport du calcium jusqu'aux os. Elle permet ainsi d'empêcher le durcissement ou la calcification des artères qui peut se produire en cas de carence.

La vitamine K se trouve dans les légumes verts, le fromage, la viande et les œufs. (Une tendance semble se dégager ici, vous ne trouvez pas ?)

La vitamine K est également produite par des bactéries situées dans notre système digestif.

! Préoccupé par l'impact des produits laitiers sur la santé ?
Une autre question à un million de dollars. Une étude publiée dans le *British Medical Journal* en 2014 a identifié un lien entre la consommation élevée de lait et une mortalité accrue chez les hommes et les femmes, ainsi qu'un risque accru de fractures chez les femmes. Le premier commentaire qui nous vient est que cette étude résulte essentiellement d'observations, et si vous vous souvenez de notre exemple avec Pierre et Paul, elle ne prouve pas qu'un problème de santé soit *causé* par un facteur particulier. Le lait contient un sucre particulier appelé **D-galactose**, lié à des cas d'inflammation. Cela pourrait expliquer l'observation d'un impact négatif du lait sur les os et la santé en général. Cette étude a cependant constaté que les produits laitiers fermentés comme le yaourt et le fromage associés à un risque de fractures et à une mortalité plus faibles. Ils contiennent en effet moins de lactose et sont une source de « bonnes bactéries » pour le système digestif. Vive le fromage et le yaourt !

Entretenir sa beauté

Une approche naturelle « anti-âge »

Jeanne Calment n'était pas modeste au sujet de ses rides, je ne répéterai pas ici ses propos, mais elle attribuait sa longévité à l'huile d'olive qu'elle utilisait pour cuisiner et dont elle s'enduisait la peau.

Que ceux qui veulent une peau brillante, claire, éclatante et sans tache lèvent la main ! Vous aurez sans doute quelques lignes reflétant vos fréquents éclats de rire mais pas de rides profondes et marquées. Eh bien, pour cela, il vous faut manger des graisses ! De plus, des poissons gras, des arachides et des graines reviendront sans doute moins cher (et feront moins mal) que certaines aides cosmétiques.

Une des fonctions de la peau est de protéger nos organes internes en empêchant les corps étrangers de pénétrer. Les graisses jouent un rôle important pour garder cette barrière hydratée et en bon état de fonctionnement. Les graisses renforcent les cellules, en y incorporant de l'eau pour leur donner un aspect lisse et consolider la paroi cellulaire.

! La peau est le plus grand organe du corps et ses couches externes, appelées l'épiderme, ont tendance à se régénérer complètement tous les 27 à 37 jours.

! Nous avons déjà souligné que les acides gras oméga 3 ont un effet anti-inflammatoire, de sorte que ces graisses aident à prévenir et à résorber les conditions inflammatoires de la peau, comme l'eczéma, le psoriasis, l'acné et les boutons.

Le bon gras est essentiel pour retarder le vieillissement à la fois physique et mental.

Peau de princesse, peau de prince

Vous voulez convaincre votre adolescent de manger plus sainement ? Il existe un lien entre les boutons, l'acné et la consommation excessive de sucre. L'excès de sucre déclenche la sécrétion en grande quantité d'une hormone appelée insuline, qui à son tour libère des hormones et d'autres éléments qui pouvant contribuer à l'**acné**. Dites-leur (de façon convaincante) que le sucre va les rendre tout boutonneux, l'effet est quasiment garanti ! Et pendant que vous y êtes, n'oubliez pas de mentionner les dégâts sur les dents...

Avoir un supermoral

Bonjour tristesse sans les graisses...

Les matières grasses sont connues par l'industrie alimentaire pour donner une « sensation en bouche » agréable - riche, lisse, crémeuse. Un goût et une texture qui contribuent fortement au plaisir de manger.

Est-ce vraiment autorisé ? Est-il vraiment possible d'apprécier ce que l'on mange tout en prenant soin de son poids et de sa santé ? Oui !

Gras et satiété

Bien que les graisses contiennent deux fois plus de calories que les protéines ou les glucides, elles sont digérées lentement et nous aident à nous sentir rassasiés plus longtemps. Pensez-y de cette façon. Les graisses ne se dissolvent pas dans l'eau, donc, dans votre estomac, les graisses vont flotter au-dessus des autres aliments et seront digérées en dernier. Elles ralentissent la vitesse de digestion : c'est ainsi qu'elles nous donnent cette sensation durable de satiété.

Côté plaisir

Le sucre contribue à notre plaisir gourmand, mais ses effets sont rapides et nous en redemandons très vite. Les graisses sont tout aussi efficaces, la satisfaction en plus : elles n'ont pas le côté addictif du sucre. Les graisses sont un feu à combustion lente, alors que le sucre est une flamme de courte durée.

Côté psycho

Ce qui est dangereux, c'est la bonne conscience. Une étude a révélé que lorsque l'étiquette d'un produit alimentaire indiquait « faible en gras », les gens en mangeaient jusqu'à **50 % de plus**. Or « faible en gras » ne signifie pas toujours « faible en calories » ou « faible teneur en sucre. » Cela pourrait en revanche bien signifier « faible en nutriments » !

> Faible en gras = moins de culpabilité
> = plus grandes portions.

Le bon gras peut donc jouer un rôle clé dans le contrôle de notre poids !

Et la pièce de résistance…

Vous avez entendu parler de **l'index glycémique** ? Cet indicateur mesure l'impact des aliments sur nos niveaux de sucre dans le sang. Idéalement, pour le contrôle de notre poids, nous devrions consommer des aliments à faible indice glycémique, qui gardent nos niveaux de sucre dans le sang (et donc, nos niveaux d'énergie) aussi stables que possible. Les graisses ont un index glycémique de 0, elles gardent donc nos niveaux d'énergie stables, et évitent les pics et les creux associés aux aliments riches en glucides. Profitons-en donc pour manger des graisses saines, synonymes de plaisir et de gestion du poids !

Fiche pratique
Comment cultiver le bon gras brun !

La science a identifié un type particulier de tissus graisseux jouant un rôle particulièrement positif pour la santé. Vous pensez que ce n'est pas possible ? Et pourtant, ils existent. Voici les deux types de tissus dits « adipeux ».

Des tissus adipeux blancs

On les trouve :
- soit sous la peau (la graisse que l'on peut pincer !) et ils sont aussi connus sous le nom **« graisse sous-cutanée »** ;
- soit profondément à l'intérieur du corps en dessous des muscles abdominaux, c'est la **graisse viscérale**. Liée aux maladies cardiovasculaires, aux diabètes de type 2 et à certains cancers, elle est aussi appelée « graisse vicieuse »! Pourquoi la graisse viscérale est-elle si néfaste ? Non qu'elle se trouve plus près du cœur, mais parce qu'elle produit des substances chimiques susceptibles d'augmenter les risques d'inflammations.

Des tissus adipeux bruns

Ils aident à la régulation de la température corporelle. Pour ce faire, ces tissus adipeux bruns brûlent beaucoup d'énergie, en utilisant du sucre et des triglycérides comme carburant, ce qui nous aide à contrôler notre poids et à réduire les risques de maladies.
Les tissus adipeux blancs **stockent l'énergie** pendant que les **tissus adipeux bruns la brûlent**, et ce, jusqu'à **250 calories par jour**.

Les bébés naissent avec une grande quantité de tissus adipeux bruns, ce qui les aide à préserver leur chaleur corporelle. Avec l'âge, cette quantité diminue et se retrouve localisée autour du cou et des épaules. Les personnes minces en ont généralement davantage que celles en surpoids, et les femmes en ont deux fois plus que les hommes (yes !).
Où puis-je donc trouver cette supergraisse brune ?
Malheureusement, elle ne s'achète pas sur le marché, mais quelques astuces peuvent vous aider à stimuler davantage vos tissus adipeux bruns :
- Faire de l'exercice transforme les tissus adipeux blancs en tissus adipeux bruns. Encore une raison de bouger plus !
- S'exposer à de basses températures. Pensez aux femmes vikings plutôt qu'aux surfeuses brésiliennes. Le froid stimule en effet à la fois la production et l'activité des tissus adipeux bruns.
- Pratiquer le jeûne intermittent : selon des études, sauter de temps en temps un repas peut stimuler l'activité des tissus adipeux bruns.

Le chauffage central contribue-t-il donc à l'obésité ? Réduisez la température ambiante à 18-19 degrés, vous ferez des économies, protégerez l'environnement et augmenterez l'activité de vos tissus adipeux bruns !

Fiche pratique
Les soins de Charlotte façon « Le bon gras »

Fun, facile (très) efficace et surtout bon marché... !

Le saviez-vous ? La peau est le plus gros organe de notre corps et pèse à peu près 3,5 kg pour 2 m². Bien que la fonction principale de la peau soit de protéger le corps du monde extérieur, celle-ci a la capacité d'absorber 60 % des substances qui lui sont appliquées. Pourquoi donc ne pas lui appliquer des recettes pleines de bon gras pour lui donner une brillance et une fraîcheur dignes de vos 20 ans ?

Vous trouverez ci-dessous mes recettes favorites de bon gras pour la peau et le corps. Si vous avez la peau sensible, testez-les d'abord sur votre partenaire, vos ados ou vos animaux domestiques...

Les cheveux de rêve

- 100 ml de bière (n'importe laquelle, et c'est encore mieux si elle a perdu ses bulles)
- 1 œuf
- 1 c. à c. d'huile d'olive

Mélangez tous les ingrédients. Lavez les cheveux. Appliquez le masque. Attention, c'est un peu salissant. Attendez 10 min (en buvant le reste de la bouteille de bière si ce n'est pas trop tôt dans la journée). Rincez bien et relavez. Il n'est pas nécessaire d'utiliser d'après-shampooing.

Le pied énergique et frais

- 1 c. à s. de gros sel
- 2 c. à s. d'huile (n'importe laquelle)
- 1 brin de menthe frais, haché
- 2 gouttes d'huile essentielle de romarin (facultatif)

Mélangez tous les ingrédients. Mettez-vous dans la douche ou le bain et massez vos pieds avec la préparation. Elle peut être utilisée sur les jambes, mais veillez à ne pas masser trop fort. Rincez, et c'est parti !

Les mains douces et les dents nettes

Supra facile. Chaque fois que vous nettoyez la cuisine ou que vous faites la vaisselle, appliquez 1/2 c. à c. d'huile de coco sur vos mains avant de mettre les gants...

Massage dentaire à la façon ayurvédique. Prenez une c. à s. d'huile de coco dans la bouche et pratiquez le bain de bouche pendant 5-10 min. Recrachez-la ensuite, mais pas dans l'évier, car cela risque de le boucher. Évitez aussi de la recracher dans le pot d'origine pour la réutiliser ensuite, même si l'huile de coco coûte un bras. À quoi cela sert-il ? Des études (assez limitées toutefois) affirment que cela aiderait à protéger les dents contre les bactéries et la plaque dentaire.

L'exfoliant de compétition

- 1 c. à s. de poudre d'amandes
- 1 c. à s. d'huile (j'aime beaucoup l'huile de colza)
- 1 c. à c. d'huile essentielle d'abricot ou de rose (facultatif, on peut l'acheter en pharmacie)

Mélangez tous les ingrédients. Appliquez sur la peau propre et frottez doucement pendant 4-5 min. Rincez, et voilà !

Le masque magique

- 1 petit avocat (n'hésitez pas à utiliser les avocats un peu trop mûrs)
- 1 c. à c. d'huile d'argan ou d'une autre huile
- 1 c. à c. de miel
- 1 c. à s. de petits flocons d'avoine
- Le jus d'un 1/2 citron

Mélangez tous les ingrédients. Appliquez sur la peau propre, puis reposez-vous pendant 10 min en pensant à de belles choses ! Attention, parce que c'est un peu salissant... Essayez aussi de ne pas le manger ! Rincez, et vous voilà rajeuni !

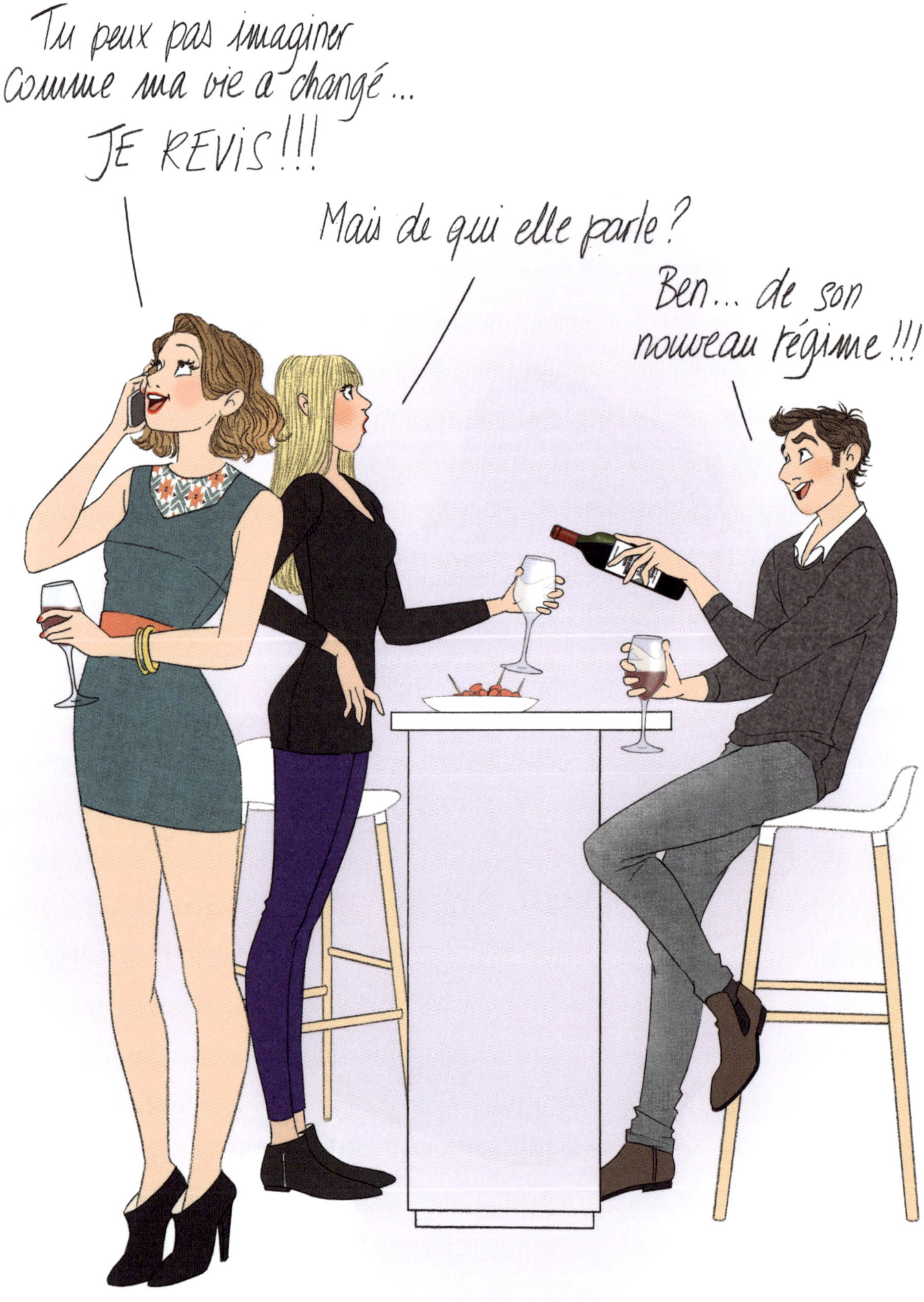
Tu peux pas imaginer comme ma vie a changé... JE REVIS!!!
Mais de qui elle parle?
Ben... de son nouveau régime!!!

3 LES RÉGIMES « BON GRAS »

Découvrons ensemble trois régimes riches en bon gras, qui vont vous aider à perdre du poids et à rester en bonne santé.

Les bons régimes « graisseux »

J'imagine que certains d'entre vous se demandent comment introduire ces graisses dans leur alimentation sans mettre en péril leur poids. C'est toutefois démontré scientifiquement que certaines graisses aident à la perte de poids...

! Quel est l'**apport quotidien recommandé** en gras ?
Les directives actuelles recommandent en moyenne, pour un adulte, de limiter la consommation de graisses à **70 g par jour** (soit en moyenne 30 % de notre apport quotidien en calories), avec un maximum de 20 g provenant de graisses saturées (environ 10 % de notre apport quotidien en calories).
Dans un régime faible en gras, la consommation de gras est limitée à un maximum de 20 % de notre apport quotidien en calories.

Le régime cétogène

Le régime cétogène s'appuie sur un **apport en matières grasses d'environ 70 %**, essentiellement des graisses saturées et mono-insaturées. Oui, vous lisez correctement, il ne s'agit pas d'une erreur. Vous avez peut-être entendu parler des régimes **Atkins** ou **Banting** ? Ce sont deux régimes cétogènes. Vous vous imaginez déjà leurs adeptes se dandinant comme des oies et risquant quotidiennement la crise cardiaque ? Eh bien pas du tout. C'est prouvé, le régime cétogène est **vraiment** efficace :

- pour la perte de poids,
- pour améliorer la santé mentale,
- pour nous protéger d'autres problèmes de santé.

Calories quotidiennes :
65-75 % de matières grasses,
15-20 % de protéines,
10-20 % de glucides.

Avant d'aller plus loin, découvrons son origine et profitons-en pour revoir quelques bases de biologie.

Un peu de biologie…

Le **glucose** est le principal combustible utilisé par notre corps ; il provient principalement de la digestion des glucides (qui, même s'ils n'ont pas tous un goût sucré, sont finalement décomposés en unités de glucose). Le glucose en excès est stocké dans le foie ou dans les muscles (sous une forme appelée « glycogène ») ou converti et stocké sous forme de graisse.

Voici le principe du régime cétogène : si vous limitez sérieusement votre quantité de glucides pour les remplacer par des graisses, le corps est alors contraint de « brûler » la graisse. Vous brûlez tout d'abord le gras de votre alimentation et ensuite les réserves de graisse pour produire de l'énergie… et Bingo : vous perdez du poids ! Vous me suivez jusque-là ? !
Il y a cependant un léger hic dans ce beau mécanisme : le **système nerveux central** (le cerveau et la moelle épinière) ne peut pas accéder à ce « carburant alternatif » dérivé des graisses sous cette forme. Le corps a également besoin de temps pour décomposer et transformer ses réserves de graisses afin de fournir l'énergie nécessaire à son bon fonctionnement.

C'est un autre mécanisme qui prend alors le relais. **Le foie** est malin et travaille très dur pour vous. Il est capable de convertir rapidement une partie des produits secondaires formés à partir de la « combustion des graisses » (ou catabolisme lipidique) en **« corps cétoniques »**. C'est une source alternative et ultra-accessible d'énergie lorsque le corps manque de glucose. Ces corps cétoniques ou cétones peuvent être utilisés par le système nerveux central. Ce mécanisme de sauvegarde, quand la nourriture est rare, nous permet d'utiliser les graisses stockées, tout en préservant les muscles, notamment le muscle cardiaque.

! Bien que le cerveau absorbe très efficacement les cétones, il lui faut tout de même un minimum de glucose, pour environ 30 % à 50 % de ses besoins. En l'absence continue ou avec de faibles quantités de glucides, cela peut être compensé par certaines protéines (acides aminés) et certaines parties des composants graisseux (glycérol). Le cerveau améliore progressivement sa capacité à utiliser les cétones lorsqu'un régime faible en glucides est suivi sur la durée.

Que ceux à qui on a toujours dit que les glucides (et en particulier le sucre) étaient une source indispensable d'énergie lèvent la main ! Après cette petite leçon de biologie, vous savez maintenant à quoi vous en tenir…

Soyez sympa avec votre foie ! Il joue plusieurs rôles très importants ; il est notamment responsable du contrôle et de la gestion de la combustion des graisses. Imaginez le foie comme un chef d'orchestre. Traitez-le donc avec respect et remerciez-le de temps en temps (idéalement avec des antioxydants et un peu de repos plutôt qu'avec des tonneaux de vin !).

Les aliments du régime cétogène

De quoi est-il composé ? En un mot, de tous les aliments que l'on vous a dit et répété de ne pas manger en quantité excessive. C'est un peu comme un antirégime...

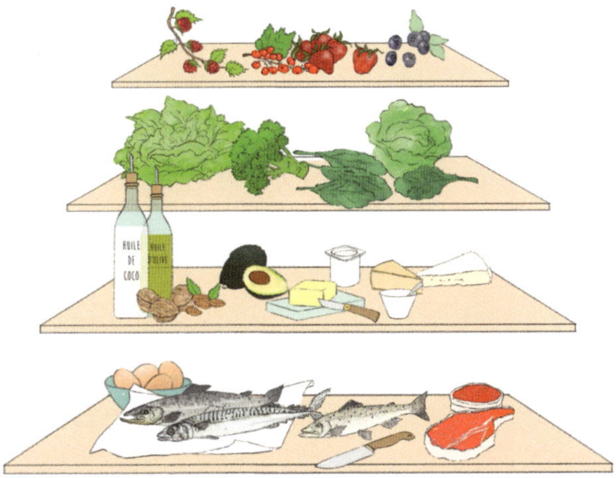

- Graisses : saturées, mono-insaturées et oméga 3 – beurre, huile d'olive, avocats, noix et graines.
- Protéines : toutes les protéines animales (idéalement, viande nourrie à l'herbe/volaille/poisson/œufs). Évitez la viande « faible en gras ». Vous êtes même autorisé à manger la peau, si croustillante et savoureuse (contrairement aux idées reçues).
- Légumes : de préférence verts et feuillus. Épinards, laitue, tous les légumes que l'on trouve en salade. Les légumes riches en amidon (de type féculents) sont soit interdits, soit à consommer avec grande modération.
- Évitez les légumes comme les pommes de terre, les fèves, les pois chiches, les haricots, le maïs, les carottes, les patates douces et les courges. Limitez les tomates et les poivrons qui ont une teneur en amidon élevée.
- Fruits : à limiter pendant ce régime en raison de leur teneur en sucre naturel. Les fruits à la plus faible teneur en sucre sont les baies (groseilles, myrtilles...) qui peuvent être consommées en petite quantité si nécessaire.
- Produits laitiers : le seul critère est qu'ils doivent être pleins de graisse - crème, fromage, beurre et yaourt grec... miam !
- Que faut-il exclure ? Seulement les céréales, les féculents et les sucres. Au revoir le pain et les bonbons, bonjour les avocats et les noix.

À quoi ressemblent 20 g de glucides ? Une pomme ou 75 g en poids cuit de céréales. La plupart des légumes verts et feuillus en contiennent environ 1 à 2 g par portion...

Les régimes paradoxaux – ces régimes riches en matières grasses dont on a cherché à justifier les bienfaits autrement que par les graisses... !

Deux peuples ont été largement étudiés en raison de la teneur élevée en graisses de leur alimentation : ce sont les Inuits (Esquimaux) et les Massaïs (au Kenya).

Le régime alimentaire traditionnel des Inuits est composé à 75 % de calories provenant des lipides, principalement des fruits de mer et du gibier. Le régime alimentaire traditionnel massaï a quant à lui un apport moyen en matières grasses représentant environ 66 % de ses calories quotidiennes, principalement des graisses saturées sous la forme de lait fermenté, de sang (!) et de viande.

Ces peuples ont montré très peu de signes de maladies cardiovasculaires et métaboliques, et de nombreuses recherches ont tenté d'expliquer pourquoi ces régimes contredisaient la pensée commune.

Pour les Inuits, les chercheurs ont considéré que des niveaux élevés d'acides gras oméga 3 pouvaient être un facteur de protection.

Quant aux Massaïs, les chercheurs sont allés plus loin en supposant qu'une différence génétique leur permettait de mieux métaboliser la graisse et le cholestérol. Une autre explication a mis en avant le rôle majeur de leur façon de vivre : déplacements fréquents et activité physique. Les chercheurs n'ont à l'époque pas tenté de vérifier si ce régime riche en graisses pouvait être bénéfique pour la santé...

Vive le bon gras !

Et ses avantages pour la santé ?

Ce régime conçu au début du xxe siècle par deux médecins parisiens, Gulep et Marie, visait initialement à **traiter l'épilepsie**. L'épilepsie est une maladie chronique caractérisée par des crises brutales, un peu comme des orages électriques dans le cerveau. Les cétones aident à réduire l'intensité de ces crises. Au fil des siècles, **le jeûne** avait été préconisé comme remède car, en l'absence de toute nourriture, le corps commence à brûler les graisses et à produire les cétones. Un régime cétogène a donc le même effet métabolique que le jeûne.

> ! La proportion générale de nutriments utilisée pour le traitement de l'épilepsie comporte un rapport de 4 à 1 entre les graisses et les protéines/glucides.

Le régime cétogène a donc été utilisé jusque dans les années 1940, jusqu'à l'apparition des médicaments antiépileptiques. Il a été réintroduit récemment à la suite d'études prouvant son efficacité dans le traitement de l'épilepsie infantile, particulièrement dans les cas sévères ne répondant pas aux médicaments.

D'autres études avancent son utilité dans les affections suivantes :

- certaines maladies neurologiques, comme la maladie d'Alzheimer ou de Parkinson,
- les lésions cérébrales et les accidents vasculaires cérébraux,
- le cancer du cerveau.

Par exemple, **la maladie d'Alzheimer** est caractérisée par l'accumulation de plaques dans le cerveau qui altèrent son fonctionnement. Les corps cétoniques peuvent aider à réduire leur accumulation. Comment cela se passe-t-il ? La recherche suggère que les corps cétoniques produits :

- améliorent le fonctionnement du cerveau,
- réduisent l'excitabilité neuronale (comme dans le cas de l'épilepsie),
- protègent les neurones du cerveau de l'inflammation.

On a bien sûr besoin d'approfondir encore ces études, mais les résultats obtenus sont déjà très encourageants.

Tout cela est bien beau, direz-vous, mais qu'en est-il **des maladies cardiovasculaires** ? Avec ces niveaux faramineux de graisses, en particulier de graisses saturées, les artères risquent vite de ressembler au périphérique parisien à l'heure de pointe ! À quoi bon avoir une tête qui fonctionne bien si on meurt finalement d'une crise cardiaque... ?

Rappelez-vous les vieilles théories au sujet du **cholestérol** : elles ne sont plus aussi limpides (pour les lipides !). Les recherches en cours essayent de mieux comprendre la formation des plaques. Pour le régime cétogène, les études montrent en fait que les marqueurs du cholestérol HDL et des triglycérides s'améliorent (rappelez-vous que les niveaux de triglycérides sont fortement liés à la consommation de glucides et de sucre). Quant au « mauvais » cholestérol LDL, les études ne sont pas tranchées. Lorsque le taux de cholestérol LDL augmente, il semblerait que cela soit sous la forme de grosses particules (pensez à des nuages cotonneux flottant dans vos artères) plutôt que sous la forme de petites particules denses (pensez à des petites gouttes de cire sur les côtés de vos artères)... En conclusion, bien que deux des principaux marqueurs de risque cardiovasculaire - le cholestérol HDL et les triglycérides - s'améliorent grâce à ce régime, le troisième marqueur de risque - le taux de cholestérol LDL - évoluera quant à lui en fonction du type de gras consommé dans le cadre du régime cétogène. Globalement, le risque de maladies cardiovasculaires est donc réduit avec ce régime.

Le régime cétogène stabilise aussi les niveaux de sucre dans le sang ; cette approche peut donc également être utile pour les personnes souffrant de diabète de type 2, d'un syndrome métabolique et d'un niveau de sucre élevé dans le sang.

! Un dernier point : l'un des corps cétoniques, au nom long et compliqué, plus facile à mémoriser sous le terme « BHB » (presque comme BHV !), contribue à réduire les risques d'inflammation dans le corps.

Saviez-vous que le corps brûle les cétones naturellement pendant la nuit ? C'est la « cétose ». En l'absence de nourriture, le corps se met naturellement en cétose. Sans manger après le repas du soir et sans prendre une collation tard dans la nuit, nous avons une fenêtre de 12 heures pour brûler les graisses !

Et la perte de poids dans tout cela ?

Je n'utiliserai qu'un seul mot et je n'exagère pas : **remarquable**. Les résultats sont impressionnants. Oubliez tous les préjugés sur les régimes à faible teneur en matières grasses. Le régime cétogène est très efficace pour la perte de poids à court et long terme pour les personnes en surpoids.

Est-ce le régime parfait ? Aucun régime n'est parfait, mais celui-ci permet de perdre du poids rapidement, tout en minimisant la perte de muscles et en maximisant la perte de graisse.

Pourquoi est-il important de préserver la **masse musculaire** en période de régime ? Le tissu musculaire joue un rôle clé pour nous maintenir en forme et en bonne santé. Malheureusement, lorsque l'on suit un régime amincissant, on perd inévitablement de la masse musculaire (le ratio est au mieux de 25 % de muscles et 75 % de graisse). Avec le régime cétogène, le ratio est d'environ 5 % de muscles et 95 % de graisse. Et la bonne nouvelle : c'est essentiellement de la graisse viscérale qui disparaît, cette graisse « vicieuse » à la source de problèmes de santé.

Ce régime aide également à la stabilisation du poids. Son grand atout : en cas d'excès de graisses, il aide à les brûler, sinon, il utilise les graisses présentes dans notre alimentation. Vous gardez ainsi un poids stable.

Pourquoi ce régime riche en graisses est-il efficace pour la perte de poids ?

La cétose transforme donc le corps en une machine à brûler les graisses. Ce n'est pas un régime riche en protéines, mais un régime riche en graisses, et la distinction est importante. Si vous vous souvenez de notre brève leçon de biologie, les protéines peuvent également être transformées en glucose et donc interférer avec le processus de combustion des graisses. Avec un régime cétogène, la proportion de protéines consommées est modérée. En effet, on cherche **des aliments protéiniques riches en gras** comme le fromage (30 % de gras), le poisson gras (15 % de gras) et les œufs (12 % de gras), plutôt que des aliments maigres comme le jambon blanc (4 % de gras) et le poisson blanc (1 % de gras).

! Le foie est vraiment comme une **usine de désassemblage**. Quand les graisses sont notre principale source de combustible, un des composants de ces graisses ingérées (appelé **glycérol**) est utilisé pour produire le glucose essentiel au système nerveux central, et les autres composants (les **acides gras**) utilisent le flux sanguin pour être transportés vers les organes et les tissus qui vont les brûler comme carburant. Les graisses doivent être réassemblées (glycérol + 3 acides gras = triglycéride) pour être stockées dans notre tissu adipeux. Si une partie de l'unité de graisse est manquante, les autres composants, les acides gras libres, ne peuvent pas être stockés et doivent être « brûlés ». Notre corps est une machine très perfectionnée !

La recherche montre aussi que les cétones ont tendance à **supprimer l'appétit**, ce qui, combiné à l'effet rassasiant des graisses, signifie que les gens n'ont tout simplement pas faim.
D'autres hypothèses avancent que cette conversion de notre corps en « chaudière à graisses » grâce aux cétones nous fait utiliser plus d'énergie que d'autres voies métaboliques, ce qui augmente notre **taux métabolique** en brûlant davantage de calories. Ce taux correspond à notre consommation minimale d'énergie (calories) quotidienne pour maintenir nos fonctions vitales. Quel résultat !

Comparés à des régimes faibles en graisses, les régimes cétogènes permettent une perte plus élevée en poids et en graisses.

Pourquoi ce régime est-il si peu connu ?

C'est la question à un million d'euros. Il a en effet beaucoup d'atouts :

- il génère de la perte de poids et améliore notre santé,
- il a été validé par de nombreuses études scientifiques,
- il est connu depuis plus d'un siècle.

Alors, pourquoi ce régime n'a-t-il pas été officiellement encouragé ?

Plusieurs possibilités.

- La première est peut-être liée à son utilisation initiale pour le traitement de l'épilepsie et, avant cela, pour le traitement du diabète de type 1, lorsque la production synthétique d'insuline n'existait pas. Il était donc davantage perçu comme un **traitement médical** que comme un régime destiné au grand public.
- La seconde possibilité tient à la **chasse au gras** qui a commencé dans les années 1970. Ce régime insulte la sagesse populaire qui ne jure que par l'allégé. Il représente une révolution dans le conseil nutritionnel et soulève des questions embarrassantes sur le rôle des graisses pour la santé et dans les maladies cardiovasculaires, questions que beaucoup veulent éluder.

Combien de fois avez-vous entendu vos amis dire qu'ils ne consomment que des produits laitiers allégés, qu'ils évitent le fromage comme la peste et mangent leur salade sans vinaigrette, pour ne pas culpabiliser ? Vous imaginez leur tête si vous commandiez au restaurant, devant eux, des viandes grasses avec de la crème et du beurre ?

Rappelons que **la cétose** apparaît en l'absence de glucides, quand les corps cétoniques sont produits. Chez les individus normaux et en bonne santé, le foie est capable de réguler la production de corps cétoniques afin qu'ils ne deviennent pas trop nombreux.

L'acidocétose, une complication dangereuse, apparaît lorsque les quantités produites d'insuline, cette hormone qui fait diminuer le taux de glucose dans le sang, sont insuffisantes. Les niveaux de sucre dans le sang restent alors élevés, le foie commence à brûler les corps cétoniques de façon importante et incontrôlée, comme une source d'énergie alternative. C'est la combinaison de ces niveaux élevés de **glucose** et de **cétone**

qui est dangereuse. En effet, les reins tentent désespérément de supprimer les cétones et le glucose en excès, ce qui peut provoquer pour les personnes souffrant de diabète sans le savoir :

- une déshydratation,
- des problèmes de rythme cardiaque,
- et une baisse de la pression artérielle.

Je suis partant pour suivre ce régime ! Quels en sont les inconvénients ?

Eh bien, tous les critères pour une **perte de poids rapide** sont rassemblés, si c'est ce que vous recherchez. Quelques questions restent ouvertes au sujet du « mauvais » cholestérol LDL ; il est donc sans doute plus sage de se concentrer sur les **graisses mono-insaturées et oméga 3**, plutôt que de surconsommer des graisses saturées. Il est recommandé de garder un œil sur le **ratio graisses/cholestérol** dans le sang.

Quelques questions sont aussi soulevées au sujet de **problèmes digestifs**, et notamment d'un petit risque de constipation ou même l'inverse (cela dépend des personnes). De plus, l'un des corps cétoniques ne peut être excrété que par le biais de notre respiration, ce qui peut donner une **haleine à l'odeur fruitée**. Il faut aussi prévoir une période d'adaptation d'environ deux semaines pour que votre corps passe de la combustion des glucides à celle des graisses, ce qui peut engendrer de la **fatigue** et des **maux de tête**.

Un régime riche en graisses peut également ne pas être adapté aux personnes souffrant :

- de la goutte,
- de calculs rénaux,
- de problèmes de vésicule biliaire.

Ce régime peut aussi être compliqué pour ceux qui ne pourront contempler un morceau de beurre sans rêver d'y associer immédiatement un morceau de baguette. Se maintenir en cétose est un **boulot à temps plein**, il faut surveiller constamment votre consommation de glucides. Chaque fois que la consommation limite de glucides est dépassée, il faut un certain temps pour revenir en état de cétose. De plus, chaque individu a des limites différentes en termes de proportion de lipides, de glucides et de protéines pour optimiser la cétose. Vous devez être très, très motivé et, évidemment, si votre motivation est liée à votre état de santé (épilepsie sévère ou pathologie mentale), les bénéfices peuvent aller bien au-delà de la simple perte de poids.

Vous voudriez suivre ce régime, mais vous ne pouvez pas renoncer à vos tartines du matin ; pouvez-vous tricher ? Eh bien, je me suis moi-même posé la question ! Mais malheureusement non, la triche n'est pas autorisée ! Vous pouvez acheter des cétones, mais comme toujours, les avantages pour la santé ne semblent effectifs que lorsque vous les produisez vous-même et que vous brûlez vos acides gras.

Mince alors ! Y a-t-il d'autres façons de « stimuler » la cétose **sans trop de contraintes** ? Essayez de réduire votre consommation de glucides, continuez à manger du « bon gras », adoptez le jeûne intermittent (avec des jours où vous sautez un repas et d'autres où vous limitez votre apport calorique) et faites un peu de sport...

Un dernier mot pour la route ? Un régime alimentaire cétogène pour perdre du poids que l'on fait évoluer en méditerranéen ou nordique (selon l'endroit où vous habitez), avec **l'introduction progressive** d'un plus grand apport en **glucides**, pourrait être en définitive la meilleure approche à suivre sur la durée. Cela permet à la fois de perdre du poids et d'entretenir sa santé, tout en prenant une route médiane avec les graisses saturées, jusqu'à ce que les positions scientifiques sur ce dernier point s'éclaircissent.

Exemple de menu cétogène (ou antirégime)

Petit-déjeuner : faites l'impasse sur le pain et les céréales.	Omelette faite avec 2 œufs Épinards arrosés d'huile d'olive
Déjeuner : laissez de côté les pommes de terre, le riz, les pâtes et le pain. Oubliez aussi les desserts sucrés.	Saumon grillé avec salade de feuilles vertes et avocat Poignée de noix
Dîner : continuez à résister à l'appel des glucides. Restez fort, tenez bon, rappelez-vous que vous vous transformez en chaudière à graisses.	Petit bifteck (cuit dans du beurre ou de l'huile de coco) Légumes verts et champignons avec des graines de sésame 30 g de fromage

Le régime méditerranéen, ou régime du soleil

Certaines images vous viennent sans doute à l'esprit lorsque vous pensez au régime méditerranéen. Le soleil, la mer, les siestes, les olives, le vin, les îles grecques... *Mamma Mia* et ABBA (bien qu'ABBA se rattache plutôt au régime nordique !).

! Calories quotidiennes : protéines 15 %, matières grasses 40 % (23 % de mono, 9 % saturées, 8 % poly), glucides 45 %.

Ce régime provient de l'étude menée sur 7 pays (Ancel Keys, vous vous rappelez ?) et repose sur les habitudes alimentaires suivies dans le bassin méditerranéen, initialement par les sociétés rurales. Ce régime est :

- **riche en végétaux :** légumes, fruits, grains entiers de céréales, noix, graines, olives et huile d'olive,
- avec une **consommation modérée de poisson**, fruits de mer, œufs, volaille, produits laitiers et alcool,
- et une **faible consommation de viande** rouge et de viande transformée.

Récemment mis à jour sous la forme de la **« pyramide du régime méditerranéen »**, le graphique met en évidence l'importance de la taille des portions, ainsi que la provenance des aliments, qui doivent être **locaux**, **de saison**, et **non transformés**.

Ce régime souligne également l'importance de l'activité physique, du repos, de la cuisine et de la convivialité.

La « pyramide du régime méditerranéen »

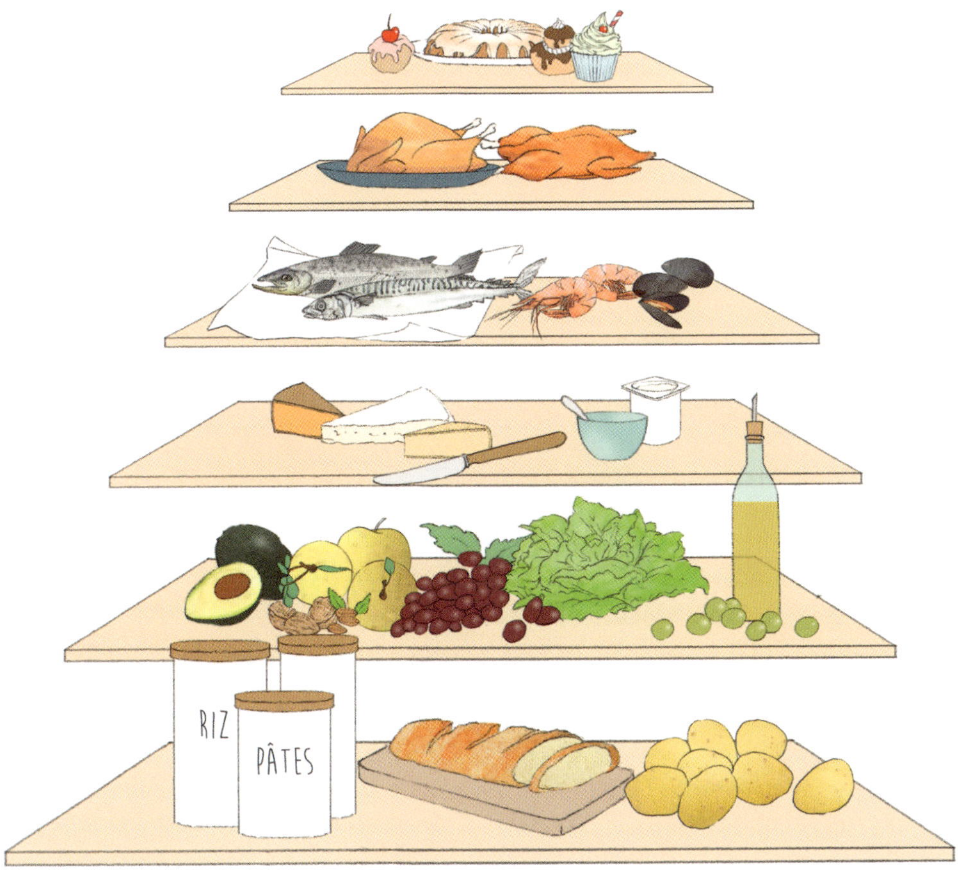

Et les avantages pour la santé ?

Ils sont évidents ! Les études ont constaté, avec ce régime, une réduction :

- du risque de syndrome métabolique,
- du diabète de type 2,
- des maladies cardiovasculaires,
- de certaines maladies neurodégénératives,
- de certains cancers.

Soulignons toutefois que c'est **l'intégralité** de ce régime qui est bon pour notre santé. Isoler tel ou tel élément particulier ne procure tout simplement pas les mêmes avantages.

! Qu'est-ce que le syndrome métabolique ?

Pour résumer, quelque chose **à éviter** à tout prix. Ce n'est pas une maladie, mais un groupe de **cinq facteurs de risque** qui sont connus pour augmenter de façon spectaculaire les possibilités de maladies cardiovasculaires et de développement d'un diabète de type 2.

Les symptômes sont :

- une pression artérielle élevée,
- des niveaux élevés de sucre dans le sang,
- un taux élevé de triglycérides,
- des niveaux élevés de « mauvais » cholestérol,
- et des niveaux élevés de graisse viscérale.

Si vous présentez **3 (ou plus)** de ces facteurs de risque, alors vous avez un « syndrome métabolique ».

Ne paniquez pas si vous avez ce syndrome ; prenez cela comme un « premier avertissement ». Mais repensez vite votre alimentation et votre mode de vie, car ils peuvent fortement contribuer à réduire ces facteurs.

Et la perte de poids ?

Dans ce domaine, la recherche actuelle est moins claire. Le régime méditerranéen permet de façon certaine d'éviter la prise de poids, « malgré » sa haute teneur en matières grasses de 30-40 %. Nous pensons quant à nous que c'est « grâce » à son contenu en « bon gras », qui prend la forme de l'huile d'olive ! Ce régime n'est toutefois pas considéré comme le régime le plus efficace pour la perte de poids.
Hum... À quoi cela peut-il tenir ? Il contient beaucoup de **fibres**, qui augmentent la satiété, et il a un **index glycémique bas** (il se compose d'aliments qui maintiennent notre énergie et le taux de sucre dans le sang à des niveaux stables).

Ce régime comporte qui plus est des aliments appétissants et séduisants, ce qui le rend facile à suivre et à tenir sur le long terme !

> ! Le gras mono-insaturé de l'huile d'olive s'appelle « acide oléique » et, selon des recherches, ce joli petit acide peut nous aider à mieux gérer notre glycémie.

Une des principales raisons des résultats non conclusifs des études sur ce régime au sujet de la perte de poids réelle pourrait simplement tenir aux grandes variations dans **sa définition**. Certaines études n'ont pas inclus dans leur régime méditerranéen les céréales complètes ou de grandes quantités d'huile d'olive, éléments pourtant clés et importants pour la sensation de satiété et le contrôle de la glycémie.

Soulignons également que fonder un régime sur 1 ou 2 portions de céréales par repas est peut-être un tantinet trop riche en féculents pour un adulte sédentaire, surtout comparé au régime cétogène ! Cette quantité de glucides est toutefois nécessaire pour les enfants et les coureurs de marathon !

Exemple de menu méditerranéen

Un petit-déjeuner en famille, suivi d'une matinée au soleil	Pain aux céréales complètes préparé localement Yaourt Fruit Noix
Déjeuner avec des amis, suivi d'une sieste	Salade Poisson grillé Riz Légumes grillés à l'huile d'olive 1 verre de vin rouge Salade de fruits
Snack sur le flanc d'une colline grecque	Poignée d'olives 1 morceau de fruit
Souper en famille et avec des amis	Soupe de légumes Salade verte avec vinaigrette à l'huile d'olive Pain complet Petite quantité de fromage 1 petit verre de vin rouge
Promenade du soir pour regarder le coucher de soleil sur la mer	

Le régime nordique, ou régime du Nord (mais plus au nord encore que les Ch'tis !)

Si le régime méditerranéen évoque le soleil, quand nous pensons à l'alimentation nordique, nous pensons aux Vikings, à la neige, aux poissons et à la fourrure !

> ! Protéines 17 %, matières grasses 32 % (11 % saturées, 13 % mono, 8 % poly), 51 % glucides.

C'est l'un des régimes « tendance » du moment. Sa base est semblable au régime méditerranéen, et il se compose d'**aliments traditionnels des pays nordiques** – le Danemark, la Suède, l'Islande, la Norvège et la Finlande.

Son origine

Son apparition est assez intéressante. En 2003, au Danemark, une équipe a eu pour mission de créer un **régime alimentaire sain** qui coche toutes les cases en termes de santé, de durabilité et de gastronomie. Selon des études de plus en plus nombreuses, les régimes doivent être agréables – non pas que tout soit permis – pour réussir à apprécier réellement ce que nous mangeons. Si un régime est sans saveur, il sera particulièrement dur à tenir ! D'autres études démontrent que ces lignes directrices doivent être adaptées aux différentes cultures et régions, afin de préserver la diversité culturelle et de respecter l'environnement. Ce qui est bon pour la planète est au final bon pour nous...

> ! Que doit permettre un régime alimentaire sain ?
>
> • Réduire notre risque de maladies chroniques.
>
> • Nous aider à contrôler notre poids.
>
> La **satiété** joue un rôle important dans ce domaine. Certains aliments favorisent cette sensation : nous ne ressentons pas la faim pendant un certain laps de temps après un repas, et nous évitons ainsi les biscuits et le chocolat entre les repas. Ce sont les **fibres** (qui ralentissent la digestion des aliments), mais aussi les **graisses** qui contribuent à cette satiété ! Selon des études, un repas avec une quantité équilibrée de graisses (en particulier des acides gras mono-insaturés et polyinsaturés) améliore la satiété.
>
> Malheureusement, ces signaux de satiété fonctionnent nettement moins bien en cas de forte consommation de graisses saturées et trans avec du sucre et des glucides simples. Pensez à une salade verte avec une vinaigrette à l'huile d'olive plutôt qu'à des chips avec du ketchup.
>
> Les graisses ralentissent la digestion (or, estomac plein = sensation de satiété), augmentent la production d'hormones (avec des noms exotiques tels que « CCK » et « YY » – pour ceux d'entre vous qui sont intéressés) qui suppriment l'appétit, et réduisent donc les portions du prochain repas.

La composition du régime nordique

À bien des égards, le régime nordique est semblable au régime méditerranéen. En effet, il met l'accent sur les plats à base de **plantes**, de **poisson** et de **crustacés**, ainsi que sur les **fruits et légumes** issus de la campagne avoisinante. Les principales différences sont :

- l'huile de colza en remplacement de l'huile d'olive,
- les baies comme fruits principaux,
- le seigle, l'orge et l'avoine comme céréales principales,
- le gibier sauvage comme source de protéines,
- un peu moins d'alcool aussi… !

Pensez à l'alimentation nordique comme étant celle d'un « homme des cavernes agricole » !

Et les avantages pour la santé ?

Bien que ce régime soit relativement nouveau,
des études démontreraient des avantages du point de vue :

- de la mortalité,
- du taux de cholestérol,
- de la pression artérielle,
- et des marqueurs inflammatoires.

D'autres études sont en cours… À suivre.

Et la perte de poids ?

Encore une fois, comme pour le régime méditerranéen, les études donnent des résultats mitigés, même si, dans tous les cas, ses adeptes ne prennent pas de poids. Cela dépend probablement des proportions et de la quantité de calories consommée. Le plus de ce régime : un impact très positif du point de vue du développement durable et de l'environnement.

Exemple de menu nordique

Petit-déjeuner au milieu de la neige	Bouillie d'orge et des baies Poignée de noix
Déjeuner et partie de pêche sur un lac	Chaudrée de poisson fumé Pain de seigle
Snack : à la recherche des légumes sauvages	Biscottes de seigle avec du pâté de maquereau
Souper en face d'un bon feu de bois	Gibier Pommes de terre Ragoût de chou Fruits de saison

Les graisses « tendance »

Après avoir présenté les régimes « tendance », arrêtons-nous sur les deux graisses « tendance » : **l'huile de noix de coco et le FAHFA**, tous deux jouant un rôle clé dans nos régimes.

L'huile de noix de coco est-elle vraiment si bonne pour nous ?

Eh bien, à ce stade des travaux de recherche, c'est juste une possibilité. La noix de coco fait le buzz ces jours-ci. En tant que plante contenant des **graisses saturées** (!), l'huile de noix de coco est inhabituelle. Elle en contient environ **90 %**, quand le beurre, lui, a une teneur en graisses saturées de 60 %. Solide à température ambiante, assez résistante à la chaleur et à la lumière, elle peut donc être utilisée sainement pour **la cuisson**. Comme toutes les graisses saturées, elle peut augmenter le taux de cholestérol, mais à la fois les niveaux de LDL et de HDL, ce qui, en théorie, la rend neutre en termes de maladies cardiovasculaires.

L'huile de noix de coco peut-elle nous aider à perdre du poids ? Les résultats des études sont contrastés, mais certains présentent un léger effet de perte de poids. Celui-ci est éventuellement lié à la production de cétone, du fait de la proportion de corps gras à chaîne moyenne.

! Ce qui rend l'huile de noix de coco si spéciale réside dans la structure de certains de ses composants. Environ 15 % de ses graisses se trouvent sous la forme de chaînes de longueur moyenne (appelées **triglycérides à chaîne moyenne ou MCT**), ce qui permet au foie de métaboliser ou de « brûler » ces types de graisses rapidement, et de produire – devinez quoi ? – les corps de cétones. Sa consommation présente donc des avantages certains pour la santé : protection du cerveau, lutte contre la maladie d'Alzheimer…

Le dernier truc à la mode pour les fanas de graisses ?
Le « café pare-balles (Bullet Proof Coffee) ».
On ajoute du beurre (provenant d'animaux nourris à l'herbe, bien sûr) et des triglycérides à chaîne moyenne dans le café. Hum…
Le café et le vin sont sans doute les seules choses que je ne pourrai jamais boire avec des graisses ajoutées !

L'huile de noix de coco présenterait un autre avantage pour la santé : l'un de ses acides gras, **l'acide laurique**, est en mesure de tuer les bactéries et les levures. Des études suggèrent même son utilisation comme traitement thérapeutique pour l'acné (par application sur la peau, par ingestion, ou les deux !).

Et que sont donc les FAHFA ?

Ils ont été découverts en 2014. Eh oui, vous êtes à la pointe de la recherche en nutrition en lisant cet ouvrage !

L'acronyme FAHFA signifie en anglais « Fatty Acid esters of Hydroxy Fatty Acids ». Ces graisses sont fabriquées dans le corps par les cellules graisseuses, mais aussi dans d'autres cellules en moindre quantité. Elles sont connues pour protéger contre le diabète de type 2 et les risques d'inflammation.

Plus vos niveaux de FAHFA sont élevés, plus le risque de développer un diabète de type 2 est faible.

Quels aliments contiennent des FAHFA ? Devinez ! Allez, essayez de trouver vous-même... Le bœuf, les jaunes d'œufs, les pommes et la volaille. Nous savons maintenant pourquoi on nous a tant dit de manger des pommes !

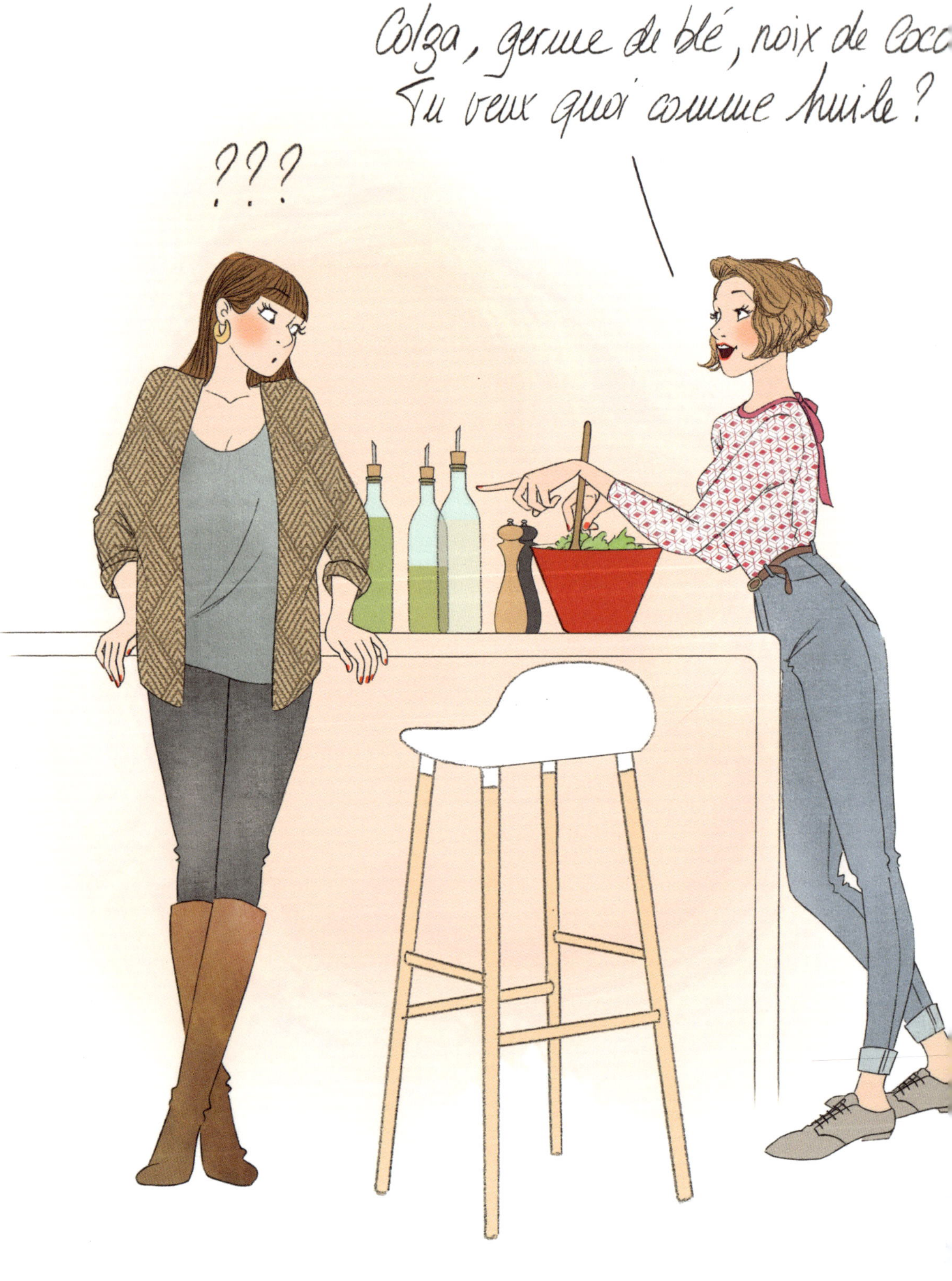
Colza, germe de blé, noix de Coco
Tu veux quoi comme huile ?
???

4 COMMENT DEVENIR UN EXPERT DES GRAISSES ?

Désormais familier avec les différents « régimes graisseux », réconcilié avec le « bon gras », votre nouvel ami, vous voilà prêt à devenir un expert des graisses.

Dans ce chapitre, vous trouverez :

- des astuces pratiques,
- un guide complet pour acheter, stocker et cuisiner les bonnes graisses,
- des conseils d'experts pour détecter les bonnes et les mauvaises graisses.

Les quantités de graisses quotidiennes conseillées

Un peu comme le débat sur le taux de cholestérol, ce n'est pas forcément très clair. Malgré des lignes directrices internationales, **les chiffres divergent** selon les pays, mais aussi les différents organismes.
Au cours des dix dernières années, on a cherché à limiter la consommation totale de graisses à un maximum de 30 % de notre apport quotidien en calories, et les graisses saturées à un maximum de 10 %, ce qui est encore visible sur certaines étiquettes. Concernant les acides gras mono-insaturés et polyinsaturés, les directives ne les limitent pas, mais ne recommandent pas toutefois la consommation de graisses trans.

Les recommandations générales

Basées sur un apport calorique moyen	Consommation totale de graisses maximum en pourcentage de l'apport calorique moyen (E)	Nombre total recommandé de calories issues de la consommation de graisses	Quantité quotidienne totale de graisses en grammes (les graisses contiennent 9 calories par gramme)	Apport quotidien total de calories provenant de graisses saturées	Montant maximum de graisses saturées en grammes
2 000 calories	30 %	600 calories	70 g	200 calories	20 g

À quoi ressemblent 20 g de graisses saturées ?
À 4 c. à c. de beurre, ou 2 croissants, ou 100 g de fromage à pâte dure. (Vous pensez que vous ne pourrez jamais manger 100 g de fromage ? Il suffit d'un plateau de fromages avec 6-7 fromages, un petit morceau de chaque, quelques tranches de pain et le tour est joué !)

Comme nous l'avons déjà mentionné, certains pays comme les États-Unis changent lentement leurs réglementations pour assouplir la « limitation » sur les graisses saturées.
L'Autorité européenne de sécurité des aliments, une agence de l'Union européenne, a mis à jour ses lignes directrices en 2010 pour prendre en compte de nouvelles recherches qui précisent :
« Il existe des preuves que la consommation modérée de graisses (< 35 % E - apport calorique quotidien) est liée à une réduction de l'apport énergétique et donc à une baisse modérée de poids et/ou à la prévention du gain de poids. »
« Un total des apports en lipides > 35 % E peut être compatible avec une bonne santé et un poids corporel normal en fonction des habitudes alimentaires et du niveau d'activité physique. »
Comme quoi... les temps changent. Vive le bon gras !

! Les **directives de l'OMS** pour 2015 restent fixées sur le plafond de 30 % et 10 %, respectivement pour les graisses et les graisses saturées (alors que les recommandations sur les sucres ajoutés ont été mises à jour, en les limitant à un maximum absolu de 10 % des calories quotidiennes, avec le conseil de viser 5 %).

Les recommandations de l'Autorité européenne de sécurité des aliments

Consommation totale de gras en pourcentage de l'apport calorique quotidien (E)	Apport total quotidien en graisses saturées	Teneur totale en graisses mono-insaturés	Teneur totale en oméga 3	Teneur totale en oméga 6	Gras trans	Cholestérol
20-35 %	Le plus bas possible, mais il n'y a pas de directives précises	Absence de valeur de référence	0,5 % du total des besoins énergétiques quotidiens Un apport adéquat* de 250 mg par jour d'EPA et de DHA	Apport idéal d'environ 4 % Absence de limite minimale ou maximale	Le moins possible	Aucune valeur de référence

* Manger deux portions de poisson gras par semaine vous donnera un apport adéquat en EPA et DHA.

Et, parmi les autres pays, le Danemark et la Hollande sont sans doute les plus favorables au gras, avec des lignes directrices recommandant une consommation totale de gras entre 25 et 40 % de l'énergie totale.

! Autres petits extraits de travaux récents :
« L'apport en matières grasses ne devrait pas tomber en dessous de 20 % de l'apport calorique total quotidien, car les graisses jouent un rôle essentiel dans la santé, et le régime alimentaire risquerait alors d'être déficient en vitamines liposolubles. »
« Les graisses saturées peuvent être remplacées par des graisses polyinsaturées, mais certainement pas par des glucides raffinés, car une alimentation combinant une faible teneur en graisses avec un apport important de glucides raffinés a des effets négatifs pour la santé. »

SOS – *Que signifient les étiquettes ?*

Les informations obligatoires sur les étiquettes

Les informations quantitatives à inclure obligatoirement sur les étiquettes des denrées alimentaires en Europe indiquent :

- la valeur énergétique,
- les matières grasses avec les graisses saturées indiquées spécifiquement,
- les glucides, avec la quantité de sucres indiquée spécifiquement,
- les protéines,
- le sel.

De façon occasionnelle, seront également indiquées les quantités :

- d'acides gras mono-insaturés, polyinsaturés,
- de fibres,
- de polyols (un type d'alcool utilisé comme édulcorant),
- ainsi que de vitamines et de minéraux.

Ces informations, généralement représentées par portion et pour 100 g, peuvent également être indiquées en pourcentage de l'AR (apport de référence), basées sur un apport quotidien moyen de 2 000 calories.

En termes de label alimentaire, un produit sera à « 0 % » s'il ne contient pas plus de 0,5 g de matières grasses pour 100 g. (Ce sont les produits à vraiment éviter sauf s'ils ne contiennent naturellement aucune graisse comme le café ou le vin !)

Pour qu'un produit soit **« à faible teneur en gras »**, il ne doit pas contenir plus de 3 g de matières grasses pour 100 g (pour les solides) ou 1,5 ml de matières grasses pour 100 ml (pour les liquides).

Et enfin, la grande question : qu'est-ce qu'un produit **à forte teneur en gras** ? Ce n'est pas vraiment le type de label que les fabricants sont désireux de mettre en avant ! Un produit à forte teneur en graisses contient plus de 20 g de matières grasses pour 100 g, soit plus de 20 %.

Exemple pour une étiquette de chips

Informations nutritionnelles	Pour 100 g	Pour 30 g
Énergie	500 kcal	153 kcal
Matières grasses	32 g	9,5 g
Dont acides gras saturés	3,6 g	1,1 g
Glucides	51 g	15 g
dont sucres	2,8 g	0,9 g
Fibres	2,6 g	0,8 g
Protéines	4,0 g	1,2 g
Sel	1,4 g	0,43 g

Pour vous y retrouver, l'initiative Nutripass des magasins Intermarché permet, grâce à un système de code couleur, d'indiquer clairement les proportions de sucre, de sel et de matières grasses composant les produits alimentaires, vert indiquant une teneur faible, jaune une teneur modérée, et orange une teneur élevée. Cette année, en France, il est question de débattre une proposition de loi portant sur un système de code couleur… À suivre…

Le gras trans

> ! Concernant le gras trans, la Commission européenne a envisagé en 2015 leur interdiction complète en Europe. La teneur en gras trans n'est pas aujourd'hui obligatoire sur l'étiquette, sauf si un produit spécifie volontairement « 0 graisse trans », auquel cas il doit contenir moins de 0,5 g de gras trans pour 100 g.

L'histoire du gras trans a de quoi faire pleurer les plus forts d'entre nous. La crainte des graisses saturées et la volonté de créer une alternative saine au beurre ont débouché sur la découverte, vingt ans plus tard, que nous avions en fait créé la plus meurtrière des graisses. On peut trouver les gras trans dans les produits industriels comme les gâteaux, les bonbons, les plats déjà préparés, et on les trouve aussi dans les produits issus de la restauration rapide…

Comment éviter de nouveau un tel fiasco ? Ne jouons plus aux apprentis sorciers et contentons-nous de manger du beurre.

Une question évidente n'est pas résolue… En effet, malgré sa nocivité avérée pour la santé, le détail du gras tans n'est pas obligatoire sur les étiquettes, alors qu'il l'est pour les graisses saturées. Pourquoi les graisses saturées sont-elles d'office considérées comme mauvaises, alors que leur impact sur la santé n'est pas clairement établi ? Encore une fois, cela tient à la chasse aux sorcières menée contre le gras ces trente dernières années. On a pris l'habitude de tirer à boulets rouges sur les graisses sans faire de distinction, quitte à omettre celles qui sont vraiment dangereuses.

Une étude récente a montré que la consommation d'une petite quantité de gras trans altère la mémoire. Les gras trans endommagent nos cerveaux… !

Les graisses présentes dans les plats préparés et le niveau de transparence des étiquettes

Clair comme de l'eau de roche

Beurre

Ouf, au moins c'est clair, c'est bon !

Clair

Huile végétale, non hydrogénée

Pour sûr, ce n'est pas trans, donc c'est bon ! Mais est-ce le bon gras ?

Moins clair...

Matière grasse

Huile végétale,

Huile de palme

Hum, elle est hydrogénée, ou pas ? C'est bon ou pas ? Il n'y a pas suffisamment d'information... Dans le doute, je l'évite...

Encore moins clair, il faut que l'on m'explique...

Huile végétale, totalement hydrogénée

Mais qu'est-ce que c'est ? C'est une huile végétale polyinsaturée transformée en graisses saturées par l'addition complète d'hydrogène. Ce ne sont pas des graisses trans, mais leur mode de fabrication permet aux industriels de ne pas indiquer cette huile, devenue saturée, dans la catégorie « graisses saturées » sur l'étiquette. On évite donc, car on en a marre de ces huiles transformées !

À éviter absolument

Matière grasse partiellement hydrogénée

Huile de palme ou végétale, hydrogénée

Toutes les descriptions indiquant « hydrogénée », sans le mot écrit en entier avant, signifient « partiellement hydrogénée ». Je veux que mon cœur fonctionne bien et garder toute ma tête, alors vraiment non merci.

! On trouve sur certaines margarines, pâtes à tartiner et produits de boulangerie les termes « mono et diglycérides d'acides gras ». Ce sont en effet des graisses, produites industriellement et présentes en très petite quantité . Elles sont utilisées comme émulsifiants et stabilisants, et ne sont pas incluses dans la teneur en matières grasses inscrite sur l'étiquette. Elles peuvent également contenir des graisses trans. Devraient-elles être évitées ? Il n'y a pas d'éléments de recherche les incriminant pour le moment, mais si elles contiennent des gras trans (et, malheureusement, nous ne pouvons pas dire cela à partir de l'étiquette), elles devraient être évitées.

Un dernier mot sur les étiquettes alimentaires

Sont-elles injustes avec les graisses ? Le sucre et le sel sont facilement identifiables en tant que sucre et sel, mais qu'en est-il pour les graisses ? Des produits à haute teneur en graisse comme les fruits oléagineux ou l'huile d'olive sont effectivement bons pour la santé, même si l'étiquette les classe en « orange » en termes de contenu en matières grasses. Certains aliments « riches en matières grasses » contiennent de nombreux éléments nutritifs indispensables à notre santé.

Tableau comparatif amandes/biscuits

Regardez particulièrement les vitamines et minéraux essentiels.

Pour 100 g

Teneur en éléments nutritifs	Amandes	Biscuits
Calories	575 kcal	447 kcal
Graisses	48 g	23 g
Dont graisses saturées	4 g	7 g
Graisses mono-insaturées	31 g	10 g
Graisses poly-insaturées	12 g	5 g
Glucides	22 g	55 g
Sucre	4 g	19 g
Fibres	12 g	2 g
Protéines	21 g	7 g
Vitamine E	25 mg (131 % AJR)	1 mg (5 % AJR)
Calcium	250 mg (26 % AJR)	25 mg (2,5 % AJR)
Magnésium	255 mg (67 % AJR)	9 mg (2,4 % AJR)
Fer	3,5 mg (21 % AJR)	2 mg (15 % AJR)

Ces produits sont tous deux placés dans la catégorie « haute teneur en graisses », mais regardons les éléments nutritifs dans les amandes. Avec une faible teneur en sucre, elles sont riches en protéines et en plusieurs vitamines et minéraux essentiels. Quelle est donc la meilleure option pour le goûter : une poignée d'amandes ou un paquet de biscuits ? La poignée d'amandes, bien sûr.

Pour bien comprendre une étiquette alimentaire et juger la teneur en graisses, il faut regarder l'ensemble des composants et non pas une seule ligne. Un produit riche en graisses n'est pas nécessairement mauvais pour la santé. Demandez-vous ceci :

- Ce produit est-il naturel ?
- Est-il non transformé ? Puis-je le reconnaître ?
- Contient-il peu de sucres ajoutés ?
- Contient-il de bons niveaux de vitamines et de minéraux essentiels ?

Si c'est le cas, il a toute sa place dans votre assiette !

La production des huiles végétales

Comment produit-on les huiles végétales ? Petit aperçu

Les huiles végétales sont produites à partir de fleurs, de graines et de fruits oléagineux (olives, fleurs de tournesol ou de colza). Les huiles que vous achetez au supermarché, souvent dans des bouteilles en plastique jaune vif, ont subi de très nombreux traitements.

En un mot, l'huile doit être extraite, soit mécaniquement, avec des procédés de concassage et de broyage (par exemple pour l'huile d'olive), soit en utilisant des solvants tels que l'hexane, un produit dérivé de l'industrie pétrolière. L'huile obtenue est ensuite purifiée, nettoyée et souvent décolorée et désodorisée pour être ensuite emballée dans des bouteilles en plastique.

Les résidus de la fleur ou de la graine sont appelés « gâteau » et utilisés pour l'alimentation animale.

Si vous vous souvenez des descriptions du chapitre 1, ces huiles, qui sont soit mono-insaturées, soit polyinsaturées, sont sensibles à la chaleur et à la lumière. Ces processus peuvent endommager la graisse et modifier sa structure originelle, la rendant ainsi moins saine à l'usage. Le traitement industriel des huiles à des vitesses et des températures élevées abaisse également leur teneur en antioxydants.

Les huiles qui ont le plus subi ces traitements industriels (huiles raffinées) sont en général les **huiles de colza, de tournesol et de soja**.

Saviez-vous que près de 3,5 kg de graines de tournesol sont nécessaires pour produire 1 litre d'huile ? Impressionnant!

Comment puis-je éviter ces huiles traitées ?

Si je ne veux pas passer la journée dans les champs de tournesol et extraire l'huile moi-même, comment faire ?

La règle générale est de chercher des huiles **« extraites à froid »** ou avec un label indiquant **« première pression »**. Avec l'extraction à froid, les graines ou les fruits sont broyés à basse température afin de maximiser leur teneur en éléments nutritifs. À l'inverse, de nombreuses pressions risquent d'endommager l'huile. L'huile d'olive **extra-vierge**, au sens strict du terme, est fabriquée à la première pression et n'est soumise à aucune chaleur, à aucun solvant et à aucun procédé de synthèse. En revanche, l'huile d'olive peut être produite à partir d'olives traitées chimiquement et raffinées.

Les huiles **extraites à froid** coûtent plus cher, simplement parce que le rendement d'extraction est beaucoup plus faible.

Idéalement, l'huile doit être stockée dans une bouteille en verre foncé, plutôt que dans une bouteille en matière plastique poreuse qui résistera mal à l'air ou à la chaleur.

La plupart des huiles végétales ont une durée de vie d'environ 12 à 18 mois, exception faite des huiles de graines de lin ou de chanvre, qui sont très réactives : elles doivent donc être stockées au réfrigérateur et se conserveront environ 3 mois après l'ouverture.

Qu'est-ce que le **rancissement** ? Le rancissement se produit quand une huile réagit avec l'oxygène, soit parce qu'elle a dépassé sa durée de vie, soit parce qu'elle a été surchauffée. La réaction à l'oxygène endommage l'huile, et modifie sa structure, son odeur et/ou son goût.

La vie sans graisse ? Bonjour tristesse !

Avant de nous plonger dans le monde coloré du shopping de bon gras, étudions à nouveau un régime faible en gras et voyons comment nous pouvons le faire évoluer pour qu'il contienne du « bon gras » :

Repas	Tristesse sans graisse Je gère mon poids...	Je gère mon poids façon « Le bon gras »
Petit-déjeuner	4 biscottes avec de la confiture (Byebye le beurre) 1 jus de fruit 1 café avec du lait écrémé	1 yaourt nature, lait entier 1 compote 20 g d'amandes
Déjeuner	Poisson blanc cuit à la vapeur Légumes cuits à la vapeur Riz cuit à la vapeur On cuit tout à la vapeur... 1 yaourt 0 % 1 dessert « faible en gras » 1 boisson « light »	Saumon grillé Légumes rôtis à l'huile d'olive Épinards aux pignons de pin 1 salade de fruits
Goûter	2 paquets de biscuits diététiques 1 fruit	Pas besoin de goûter. Le bon gras vous cale !
Dîner - vite fait, parce que vous êtes fatigué !	1 petit bol de pâtes - sans sel, sans beurre et sans goût... 2 tranches de jambon 1 yaourt « diététique »	Une tartine (1 tranche de pain complet ou au levain s'il vous plaît !) avec de l'avocat, des tomates et des crevettes 1 salade verte avec de l'huile d'olive
Conclusion	Gris, sans goût et après une semaine (sauf si vous êtes vraiment très motivé), vous allez vous précipiter sur les gâteaux et les bonbons. Il manque aussi le bon oméga 3 pour votre cerveau.	Cela coche toutes les cases à la fois : goût, santé et gestion du poids. Vous pouvez manger du « bon gras » et bien gérer votre poids.

La classification des différentes graisses

La plupart des graisses sont un mélange de différentes graisses.
Il est utile de souligner que la majorité des aliments « gras » contiennent un **mélange de graisses saturées, mono-insaturées et polyinsaturées**. Prenons l'exemple du beurre : on a tendance à croire qu'il est composé à 200 % (!) de graisses saturées, mais il contient également des graisses mono-insaturées et polyinsaturées. Quels que soient les types de graisses, le type de graisse majoritaire déterminera en généralement le groupe d'appartenance…

Type de graisses	Classification	Calories pour 100 g	Graisses saturées pour 100 g	Graisses mono-insaturées pour 100 g	Oméga 6 pour 100 g	Oméga 3 pour 100 g
Beurre	Graisses saturées	717	51 g	21 g	2,7 g	0,3 g
Huile de noix de coco	Graisses saturées	862	88 g	5,8 g	1,8 g	
Huile d'olive	Graisses mono-insaturées	884	14 g	73 g	9,7 g	0,7 g
Avocat (cru)	Graisses mono-insaturées	160	2 g	9,8 g	1,6	0,1 g
Huile de tournesol	Graisses mono/polyinsaturées (en fonction de la variété de tournesol utilisée)	884	9 g	57 g	29 g	
Huile de colza	Graisses mono/polyinsaturées	884	8 g	58,5 g	23 g	6 g

Comment cuisiner avec les huiles ?

Le **« point de fumée »** d'une graisse est la température à partir de laquelle elle commence à dégager une fumée bleuâtre. C'est à partir de cette température que la structure de la matière grasse change et se détériore. C'est également au-delà de cette température que les aliments prennent un goût amer et brûlé.

! Quel est le problème avec les aliments brûlés ? Outre le souci esthétique, cuire des glucides à très haute température (comme à la friture) génère une réaction chimique qui produit des **« acrylamides »**, eux-mêmes liés à un risque accru d'inflammations chroniques, et donc potentiellement de cancers.

Généralement, plus une huile est saturée, plus le point de fumée se situe à une température élevée. Les graisses saturées sont relativement résistantes aux températures élevées et sont donc plus adaptées pour la cuisson à forte température. Plus une huile sera raffinée, plus son point de fumée sera élevé. En revanche, une huile extra-vierge noire et fruitée qui n'a pas subi la chaleur lors de sa production sera endommagée très rapidement si vous la chauffez, elle perdra rapidement sa haute teneur en éléments nutritifs.

Le point de fumée des graisses

Graisses	Point de fumée (en °C)
Beurre	175
Huile d'olive extra-vierge	165
Huile d'olive (raffinée)	215
Huile de noix de coco	175
Huile de colza	205
Huile de tournesol	225
Huile de lin	110

Les règles d'or

- Plus une huile est d'aspect sombre et trouble, moins il faut la chauffer, car elle est très peu raffinée.
- Le beurre et l'huile de noix de coco sont relativement stables à des températures inférieures à 175 °C, et peuvent être utilisés pour la cuisson et la friture à la poêle.
- Les huiles plus raffinées sont adaptées pour la cuisson à des températures élevées, comme la friture. Mais ces huiles ont été chimiquement traitées et raffinées, il leur manque donc la plupart des nutriments de la graine ou de la fleur d'origine. Il faut par conséquent limiter la cuisson à la friture.
- Il est possible d'acheter des huiles mélangées, spécialement conçues pour résister à des températures élevées, il suffit de vérifier ce qu'elles contiennent.

En revanche, il ne faut jamais, vraiment jamais réutiliser des huiles ou graisses déjà surchauffées, même si c'est tentant. Le réchauffage à maintes reprises d'une huile l'endommage fortement et modifie sa structure. Idéalement, l'huile des friteuses devrait être remplacée après 2–3 usages, et non réutilisée une vingtaine de fois comme c'est le cas dans certains fast-foods !

L'armoire du bon gras

Avant	Après	Pourquoi
Au rayon « produits frais »		Il n'existe aucune preuve que les produits à faible teneur en gras facilitent la gestion du poids.
Margarine **Yaourt 0 %** **Desserts à base de produits laitiers sucrés** **Fromage allégé**	Beurre Yaourt grec nature ou fromage blanc au lait entier Fromage normal	Les produits faibles en gras contiennent souvent du sucre, des édulcorants ou d'autres ingrédients artificiels. Votre corps et votre cerveau méritent mieux !
	Les œufs	Les œufs sont vraiment des concentrés de nutriments.
Gâteaux diététiques **Barres aux protéines**	Les oléagineux (n'importe lesquels) Les graines Vous pouvez mélanger les graines, les noix et les fruits secs pour un « super mix ». Mon assortiment préféré ? Les amandes, les graines de tournesol et les dattes medjool.	MANGEZ DES ALIMENTS AUTHENTIQUES. Si un aliment ne ressemble pas à ce qu'un homme préhistorique (ou même votre grand-mère) aurait pu manger, évitez-le !
Le rayon des huiles	Huile d'olive (extraite à froid) pour faire une bonne petite vinaigrette	Évitez l'huile dans les bouteilles en plastique.
Huile de tournesol très raffinée dans une bouteille en plastique **Vinaigrette allégée**	Huile d'olive, huile de coco ou huile de colza pour la cuisine Huile de noix (en bouteille en verre et surtout en petite quantité)	N'ayez pas peur d'expérimenter différentes huiles, telles que les huiles de citrouille ou de macadamia, qui sont délicieuses versées sur la nourriture et dans les vinaigrettes.
Viande/poisson	Poisson gras 2 fois par semaine (saumon, maquereau, truite, sardine)	Pour l'EPA et le DHA, et pour vous constituer un supercerveau.
Blanc de poulet **Poisson blanc** **(J'évite le gras.)**	Poulet entier ou cuisses de poulet label rouge ! Viande rouge, les morceaux moins chers et plus gras pour le mijotage	Parce qu'il n'est pas toujours nécessaire de manger de la viande maigre…

Les oléagineux et les graines pour une alimentation saine

Des alliés pour la perte de poids

Bien que les oléagineux et les graines soient riches en matières grasses, avec une teneur moyenne de 50 %, ce sont des concentrés de **nutriments**. Malgré leur mauvaise réputation, ils peuvent réellement nous aider à perdre du poids. Ceux qui mangent des noix, des amandes ou d'autres oléagineux ont tendance à mieux gérer leur poids. Vraiment ? Eh oui ! les oléagineux, riches en **protéines** et en **fibres**, sont très rassasiants et coupent vraiment la faim. Selon des recherches récentes, les nutriments contenus dans les oléagineux, en particulier dans les amandes, pourraient ne pas être digérés et absorbés en totalité, ce qui réduirait leur teneur réelle en calories jusqu'à 20 %.

Une famille nombreuse !

La famille, au sens large, des fruits oléagineux comprend :

- les noix,
- les noix de pécan,
- les noix de cajou,
- les noix du Brésil,
- les châtaignes,
- les arachides,
- les amandes,
- les pistaches,
- les marrons d'Inde,
- les pignons de pin.

Les graines comprennent :

- les graines de tournesol,
- les graines de citrouille,
- les graines de sésame,
- les graines de lin,
- les graines de *chia*.

Vous craignez de grignoter un paquet entier d'oléagineux d'un seul coup ? La portion quotidienne recommandée est d'environ 30 g, soit la taille d'un petit post-it, équivalent à 18-24 oléagineux, ou à une petite poignée (en fonction de la taille de vos mains). Préparez à l'avance des portions adaptées et emballez-les dans des petits sacs prêts à l'emploi.

Une autre option est de sélectionner les oléagineux au goût le plus amer, comme les noix : il est en effet plus facile de manger beaucoup d'amandes et de noix de cajou que de noix !

Dernier conseil : mâchez-les longtemps pour augmenter la sensation de satiété et l'absorption des nutriments.

Certains oléagineux sont-ils meilleurs que d'autres ?

Pas vraiment, ils sont tous une bonne source de vitamines et de minéraux.
Évitez ceux qui sont rôtis à l'huile ou salés. Vous pouvez vous-même les griller à sec pour une meilleure saveur, mais gardez en tête que les acides gras polyinsaturés peuvent être légèrement endommagés par la chaleur. Grillez-les donc en petite quantité et à la plus basse température possible.
Vous pouvez également les faire tremper toute la nuit pour les rendre plus digestes et préparer de délicieux laits d'oléagineux (voir recette page 95).

Célébrons les oléagineux et les graines !

Parsemez-en sur vos salades, ajoutez-les à vos soupes, gâteaux et barres de céréales (celles faibles en sucre, s'il vous plaît !), utilisez-les à l'apéritif pour remplacer les chips. Ils constituent un goûter parfait. Gardez cependant en tête les risques d'allergies et d'étouffement pour les enfants de moins de 5 ans.
Mes enfants adorent les amandes hachées et les noix de cajou mélangées aux abricots secs et, non, ils ne sont pas en manque de biscuits (tout du moins, pas à ma connaissance !).

Conseils et astuces pour tenir bon face aux commentaires « gracistes »

Les gens peuvent parfois avoir des réactions assez violentes au sujet des graisses ; après tout, on nous rabâche depuis trente ans dqu'il faut les éviter. Voici quelques exemples de réponses si l'on vous fait des commentaires « gracistes ».

Les oléagineux

Oh, mon Dieu ! Vous ne devriez pas manger des oléagineux, ils sont si gras...
Je ne fais que suivre un régime « bon gras ». Les oléagineux sont non seulement fantastiques pour le cerveau, mais ils m'aident à me sentir bien dans ma peau. Je connais maintenant le nom de toutes les capitales du monde. Et vous, vous rappelez-vous du nom de la capitale de la Slovénie ?

La vinaigrette

Certains vous diront d'un air snob : « Oh, je demande toujours ma salade sans vinaigrette, c'est mon secret minceur ! »
« La salade parfaite ne peut se faire sans parfaite vinaigrette », disait Julia Child, et l'huile dans la vinaigrette nous aide à absorber **les caroténoïdes**, un antioxydant qui préserve la jeunesse de la peau.

Si vous devez vraiment réduire la quantité de vinaigrette dans votre salade, ajoutez-y simplement un peu d'eau, mais par pitié, n'utilisez pas une vinaigrette toute faite à faible teneur en gras – beurk !

Les graisses en général

J'évite toutes les graisses, elles sont si mauvaises pour notre santé ! (Commentaire exprimé tout en regardant avec un regard désapprobateur l'huile d'olive que vous versez sur votre saumon et vos légumes grillés).
Oh, c'est dommage ! Vous n'êtes visiblement pas à jour concernant les derniers travaux de recherche en nutrition. Les graisses sont de retour, avec notamment un nouveau régime « tendance ». Ce régime est vraiment bon pour la perte de poids et la santé. Voudriez-vous emprunter ce livre ? !

Vous avez des questions sur les graisses ? Demandez à Charlotte...

SOS : je suis en période de restriction budgétaire. Quelles graisses dois-je utiliser pour cuisiner et manger ?
Je vous suggère de garder les choses simples. Du beurre pour la cuisson, une huile d'olive vierge pour l'assaisonnement et un petit sac d'oléagineux et de graines mélangés pour grignoter. Il est souvent moins cher d'acheter des oléagineux en vrac et en grande quantité, mais gardez à l'esprit que les oléagineux se conservent en général 6 à 12 mois : ce n'est donc peut-être pas la peine de les acheter en sacs de 10 kg...
Une fois les emballages ouverts, je stocke mes oléagineux dans des bocaux en verre. La plupart des oléagineux peuvent également être congelés si nécessaire.

Je suis végétarien, comment puis-je obtenir mon EPA et mon DHA ?
Vous corps peut convertir de l'acide linolénique (une forme d'omega 3) en des oléagineux, graines et huiles, en EPA et DHA (voir p. 30), qui sont des « supers » omega 3. Soyez juste conscient que ce processus de conversion n'est pas particulièrement efficace. Aussi, pour être sûr d'en avoir un apport suffisant, consommez des oléagineux et des graines tous les jours, et utilisez des huiles riches en oméga 3 (comme les huiles de graines de lin ou de chanvre) pour assaisonner vos salades ou juste agrémenter vos repas.

Dois-je manger les poissons gras ? Cela ne me tente pas trop à cause des niveaux de mercure et de toxines.
Il n'est pas obligatoire de manger des poissons gras, mais si vous les évitez parce que les niveaux de mercure et de dioxines vous préoccupent, gardez en tête le consensus général : les avantages liés à leur consommation l'emportent de loin sur les problèmes de santé potentiels qui en découleraient.
Tous les poissons et les coquillages contiennent des acides gras oméga 3, mais ce sont les poissons gras qui en contiennent le plus, notamment :

- le thon,
- l'espadon,
- le saumon,
- le maquereau,
- la truite,
- les sardines,
- et les anchois.

Ces poissons ont en général une chair sombre ou de couleur.
Les poissons gras de grande taille comme le merlan et le requin, qui contiennent des niveaux élevés de mercure, devraient être évités pendant la grossesse et la consommation de thon devrait être limitée.
Les poissons gras plus petits comme :

- le maquereau,
- les sardines,
- le hareng,
- et les anchois

contiennent des quantités beaucoup plus faibles de mercure et de dioxines. Le saumon sauvage est également moins contaminé que le saumon d'élevage, mais il coûte beaucoup plus cher et est moins facile à trouver.

Un fait intéressant : les conserves de thon ne contiennent pas beaucoup d'oméga 3. Les oméga 3 sont perdus pendant le processus de fabrication et de mise en conserve. Le poisson fumé contient également moins d'oméga 3 que le poisson frais. Les sardines en boîte, au processus de fabrication plus simple, conservent en revanche presque toute leur teneur d'origine en oméga 3. En outre, elles sont une source riche en calcium. Et le petit plus ? Elles ne sont pas chères. Voilà ce que j'appelle un superaliment !

Le chocolat noir contient-il moins de gras, et puis-je en manger plus ?
Malheureusement non, le chocolat noir contient en fait plus de gras que le chocolat au lait, mais essentiellement des niveaux plus élevés de gras mono-insaturé et polyinsaturé. Il contient beaucoup moins de sucre (ça, c'est bien !), des niveaux plus élevés de magnésium (pour nous calmer !), et des antioxydants, car il a une forte teneur en cacao. Est-il « plus riche » ? En nutriments et en goût, oui. C'est aussi une bonne source de fibres et de fer.
Cela signifie-t-il que vous pouvez en manger davantage ? Le secret, cher lecteur, est une fois de plus la modération, même si celle-ci peut être variable. Il fut un temps où j'étais connue pour avaler une tablette entière de 100 g de chocolat noir...

Qu'est-ce que le « ghee » ou « ghi » ?
Le « ghee » est un beurre purifié, fabriqué en filtrant le beurre et en évacuant les résidus solides. Il est utilisé dans la cuisine asiatique et a une teneur en éléments nutritifs

Tableau comparatif chocolat au lait/chocolat noir

Pour 100 g	Chocolat au lait	Chocolat noir
Calories	535	599
Sucre	51 g	24 g
Graisses	30 g (20 g de gras saturé, 7 g mono, 3 g oméga 6)	49 g (25 g de gras saturé, 13 g mono, 12 g oméga 6)
Magnésium	63 mg	288 mg
Fibres	3 g	11 g
Fer	2,4 mg	12 mg

semblable au beurre. L'avantage du « ghee » est qu'il a un point de fumée supérieur à celui du beurre, de l'ordre de 250 degrés, de sorte qu'il peut être utilisé pour la cuisson à des températures plus élevées.

Dois-je éviter l'huile de palme ?
Voici la question à un million de dollars et il faudrait un autre livre pour y répondre ! L'huile de palme, comme l'huile de noix de coco, est une huile végétale saturée qui est semi-solide à température ambiante. C'est l'une des principales huiles récoltées dans les régions tropicales d'Asie et d'Afrique, et sa culture intensive (elle est facile à produire, à extraire, et donne aux agriculteurs des rendements élevés) a multiplié les immenses plantations de palmiers à huile, cause de déforestation et de destruction des habitats de nombreux animaux sauvages, en particulier des orangs-outans.
Deuxième huile végétale la plus consommée **au monde** (l'huile de soja arrive en tête), elle est également utilisée pour fabriquer les biocarburants. C'est un substitut au beurre moins cher et un substitut au gras trans plus sain dans l'industrie alimentaire.
L'huile de palme est-elle liée à des problèmes de santé ? Mis à part le débat sur les graisses saturées, le principal problème avec l'huile de palme est qu'elle a souvent été hydrogénée (produisant ainsi du gras trans), et que son traitement industriel débouche sur une forte oxydation, ce qui est tout aussi nuisible. L'huile de palme brute, en tant que telle, n'est pas directement liée à des impacts négatifs sur la santé. La nouvelle huile de palme rouge est même riche en antioxydants, en vitamine E et en caroténoïdes (d'où sa couleur rouge).

Hem… Vous n'avez pas répondu à ma question ! Devrais-je l'éviter ?
C'est ici que je vous invite à ne pas voir les choses en noir et blanc. Si nous boycottons l'huile de palme, y a-t-il une bonne alternative utilisable ? Aujourd'hui, la réponse est non : nous n'avons rien d'autre pour remplacer l'huile de palme (la deuxième plante la plus cultivée dans le monde). Bien que je ne sois certainement pas expert sur ce sujet (même si je suis bien à jour côté nutrition !) il est sans doute sage de vérifier la durabilité des processus utilisés pour veiller à ce que la production d'huile de palme soit socialement, écologiquement et économiquement responsable.

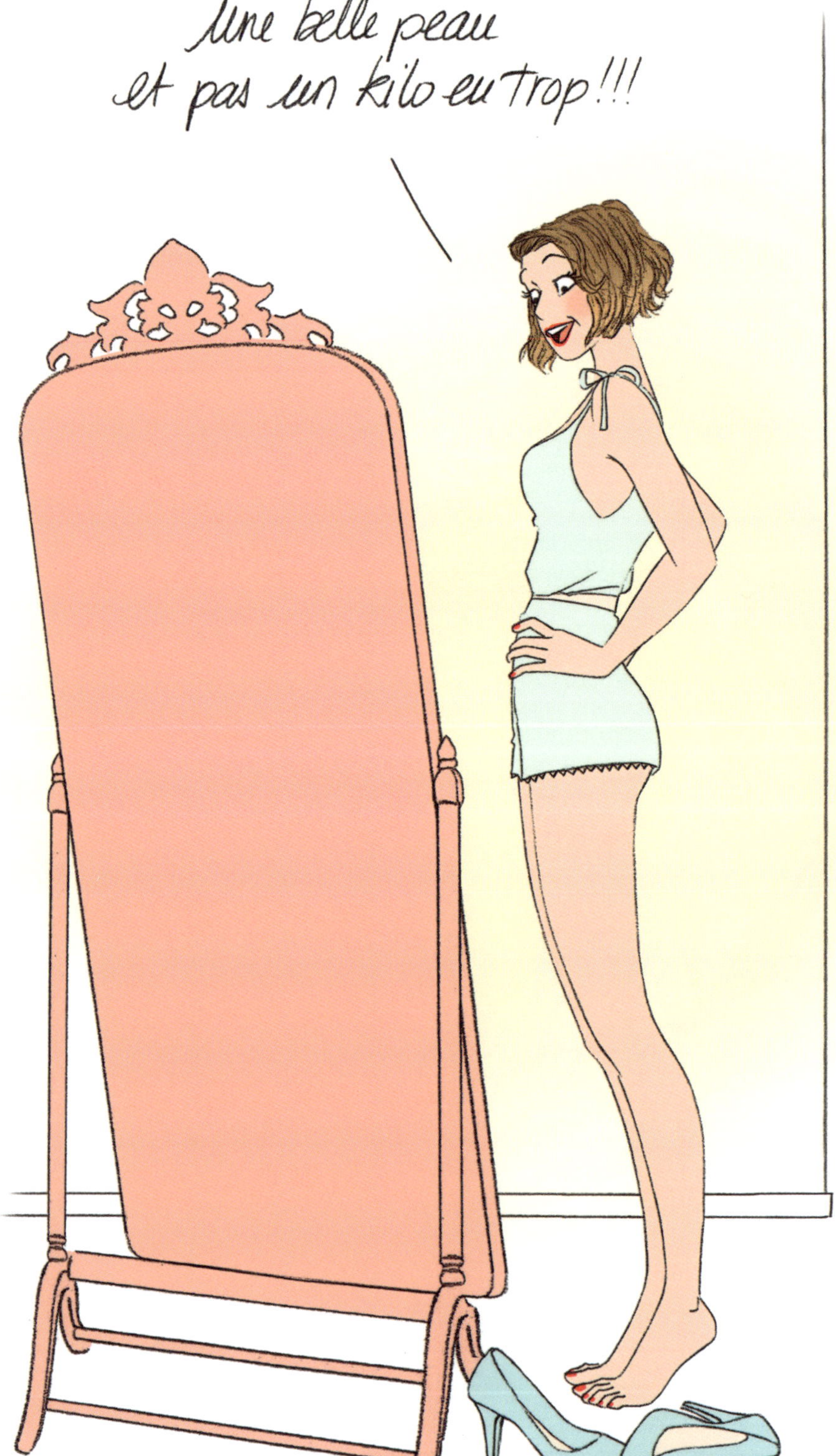
Une belle peau
et pas un kilo en trop !!!

5 MENUS, RECETTES ET ASTUCES « LE BON GRAS »

Voici le chapitre tant attendu ! Nous avons créé pour vous plus de 45 recettes méritant un label « Le bon gras », toutes testées et approuvées. Une semaine de menus pour inclure le bon gras dans vos habitudes et bien gérer votre poids !

Les 10 principes proposés par « Le bon gras » pour être en bonne santé et plein d'énergie

Si votre objectif n'est pas de perdre du poids, mais simplement de suivre un régime alimentaire sain, vous pouvez suivre le même plan et augmenter légèrement la taille des portions ou inclure un petit goûter dans l'après-midi.

- Mangez de **vrais aliments** - idéalement peu transformés, avec très peu d'éléments ajoutés ou retirés !
- Cherchez à inclure du « bon gras » à chaque repas, non pas par seaux entiers mais en quantité modérée, de façon à faire profiter votre corps des **acides gras essentiels** et des **antioxydants** tout en entretenant vos capacités cérébrales.
- Variez votre alimentation autant que possible, tout en gardant les saisons en tête. On peut trouver beaucoup de variétés de fraises en hiver, mais elles ne sont pas forcément de saison !
- Lâchez-vous sur **les légumes** ! Mangez-en autant que possible et idéalement 5 portions par jour. Et les fruits ? Autour de 2-3 portions par jour. Les fruits et légumes sont riches en fibres, en vitamines et minéraux. Pour les fruits, préférez toujours les fruits entiers aux jus de fruits !

- Tentez également d'inclure **des protéines** dans chaque repas. Gardez à l'esprit que certaines formes de bon gras contiennent aussi des protéines telles que les oléagineux, les graines et les poissons gras. Les aliments protéiques sont une source d'énergie stable et jouent un rôle important pour la satiété en vous aidant à vous sentir rassasié plus longtemps.
- Limitez les sucres ajoutés et les glucides simples. Sélectionnez **des produits « complets »,** comme le riz brun, les pâtes brunes, le quinoa, le pain de blé entier. Attention à la taille des portions de glucides, même si ceux-ci sont « complets ». Il est en effet très facile d'en manger trop. Quelle est justement la taille d'une portion pour un repas ? Entre 75 et 100 g en poids cuit pour les femmes, un peu plus pour les hommes, soit 3 ou 4 c. à s. !
- Limitez **le grignotage**, malgré les tentations proposées par les industriels - nous ne sommes pas des lapins ! Vous avez entendu dire que manger peu et souvent permet de maintenir votre taux métabolique ? C'est un mythe de la nutrition, tout comme les soi-disant bienfaits des régimes sans graisses. La majorité d'entre nous n'a vraiment pas besoin de grignoter entre le petit-déjeuner et le déjeuner. Un petit goûter peut être nécessaire dans l'après-midi, surtout si vous dînez tard. La règle d'or : ne pas grignoter après le dîner pour maintenir la production de cétones tout au long de la nuit !

Qu'est-ce qu'un goûter sain ?
C'est idéalement un goûter contenant très peu de sucre. Le sucre augmente brutalement vos niveaux d'énergie et ceux-ci retombent dès que vous rentrez chez vous le soir, vous rendant grincheux, fatigué et irritable avant même de préparer le dîner.

Pensez à combiner un fruit avec un aliment contenant des protéines et des graisses.

Mes goûters préférés :
des tranches de pomme avec de la purée d'amandes ou de cacahuètes
un yaourt nature avec une compote de fruits et 10 g de noix
2 gâteaux de riz avec de la purée de noix et 2 abricots secs
1 morceau de fruit avec 30 g de fromage
1 œuf à la coque (pour une approche très cétogène !) avec 20 g de noix

- Prenez le temps de faire vos courses et de **cuisiner**. Cela vous semble impossible ? Soyez honnête, comme pour le sport, c'est une question de priorité ! Lors d'une journée normale, nous sommes éveillés pendant 16 heures ; est-il vraiment impossible de consacrer 15-30 minutes, soit moins de 3 % de votre temps d'éveil (!), à la préparation d'un repas équilibré pour vous maintenir en bonne santé ?
- Gardez un **esprit critique** face aux nouvelles tendances de la nutrition. Les journalistes sont prompts à déformer ou à utiliser des résultats de recherches scientifiques hors contexte pour « vendre plus de papier ». Raisonnez comme un scientifique et demandez-vous systématiquement comment et pourquoi. Voici un petit truc. Si quelque chose semble trop beau pour être vrai, ou trop mauvais pour être possible, c'est probablement le cas !
- Enfin, prenez chaque jour du **plaisir** lors des repas ! Ne vous prenez pas trop au sérieux et ne devenez pas complètement fanatique d'un régime bien précis. Une alimentation saine ne doit pas être une torture, et des repas équilibrés peuvent être délicieux. Expérimentez de nouvelles recettes et amusez-vous !

La distorsion des portions

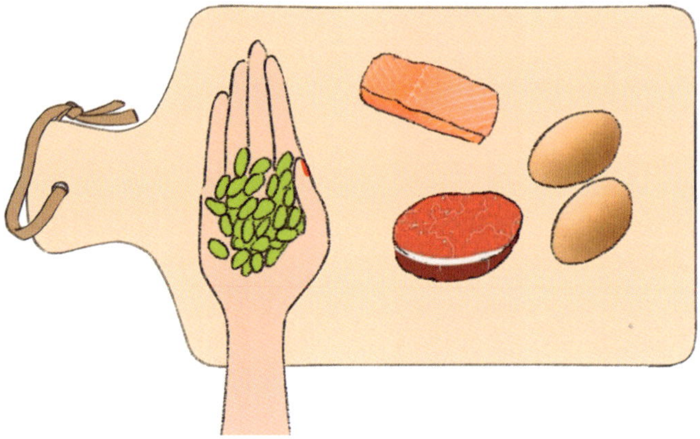

La règle de la paume

La règle de la paume et du pouce est facile pour bien se repérer !

- Une portion de protéines (viande, poisson, volaille, œuf ou des haricots et des lentilles) doit être de la taille de votre paume, environ 100-120 g.
- Une portion de glucides (pain, pâtes, riz, quinoa, pommes de terre) doit être également de la taille de votre paume, environ 100 g de poids cuit. Les glucides ne sont pas nécessaires à chaque repas si vous essayez de perdre du poids.
- Les portions de graisses obtenues grâce aux oléagineux, graines, fromage, huiles végétales devraient être de la taille de 1 ou 2 pouces, soit environ 25-30 g.

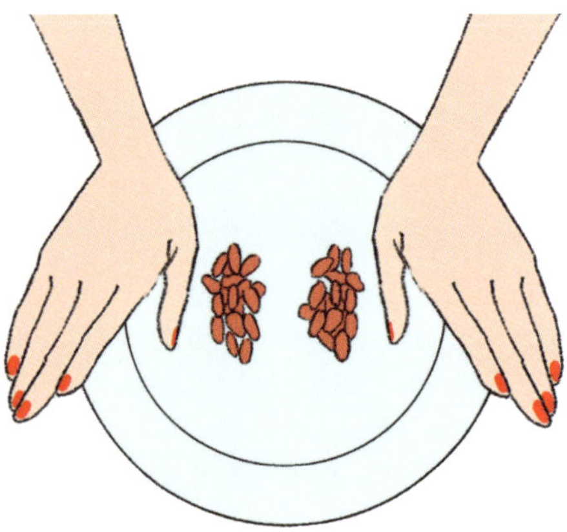

! 1 paume de protéines
+ 1 paume de féculents/glucides (facultatif)
+ légumes illimités
+ 1-2 pouces de « bon gras »
= un repas parfait !

La règle du pouce

La bonne nouvelle ? Les légumes sont illimités ! Ces règles s'appliquent davantage pour le déjeuner et le souper.

Restauration rapide maison, façon « Le bon gras » : *facile, rapide et vraiment bon !*

La pizza BG

1 tranche de pain au levain

+ 1 c. à c. de purée de tomates

+ 1 c. à c. de moutarder

Mélangez la purée de tomates et la moutarde, puis étalez le tout sur le pain.

Ajoutez 30 g de fromage de chèvre, 1 c. à c. d'huile d'olive et 10 g de graines variées.

Mettez sous le gril pendant 5 min, jusqu'à ce que le pain soit grillé (mais pas brûlé !) et le fromage légèrement doré.

Servez avec une salade verte.

Les spaghettis BG

1 courgette en julienne ou en petits dés que vous ferez chauffer dans une poêle pendant 5 min avec 1 c. à c. d'huile d'olive.

Ajoutez :

1 c. à s. de crème fraîche

+ 100 g de crevettes roses

+ 1 petit oignon nouveau haché

+ 1 poignée de pousses d'épinards

+ 10 g de parmesan râpé

+ 10 g de pignons de pin

Voilà, c'est prêt !

Les bonbons BG (quand on a besoin de quelque chose de sucré)

1-2 dattes

+ 1 c. à c. de beurre de cacahuètes ou de purée d'amandes

+ 1 carré de chocolat noir râpé (facultatif, mais très bon avec le reste)

Ouvrez les dattes pour retirer les noyaux, remplacez chaque noyau par du beurre de cacahuètes et saupoudrez d'un peu de chocolat noir.

Le salé BG (pour remplacer les chips lors d'un apéro)

1 c. à c. de sauce soja salée

+ 30 g de graines de tournesol

Mettez les graines et la sauce soja dans une poêle, chauffez modérément pendant 5 min.

Menu méditerranéen *versus* menu cétogène (adapté)

Quelle approche envisagez-vous de suivre ? Ce tableau vous donne un exemple de régime méditerranéen façon BG et vous montre comment le faire évoluer en régime cétogène façon BG.

Repas	Méditerranéen BG	Cétogène adapté BG
Petit-déjeuner	Yaourt grec Fruits de saison 15 g d'oléagineux (un pouce)	Yaourt grec 30 g d'oléagineux (2 pouces)
Déjeuner	125 g de saumon Grande salade mixte Vinaigrette (huile d'olive) Salade de fruits	125 g de saumon cuit avec 10 g de beurre ou d'huile de coco 1/2 avocat Petite salade verte Vinaigrette (huile d'olive) 40 g de fromage
Goûter	1 galette de riz 1 c. à c. de purée d'amandes ou de beurre de cacahuètes 1 fruit	1 c. à s. de beurre de cacahuètes Deux branches de céleri
Souper	*Frittata* aux asperges et petits pois Épinards Facultatif : 1 tranche de pain complet/de campagne/au levain ou 75 g en poids cuit de féculents 1 carré de chocolat noir	2-3 œufs 10 g de beurre Jambon ou bacon Épinards (petite poignée) et champignons
Bilan	On mange équilibré. 1-2 portions de féculents par jour. Légumes en illimité ! 2-3 portions de fruits. Le bon gras !	On supprime les fruits, les féculents. On mange plutôt des légumes verts qui contiennent moins de glucides. On ajoute plus de gras !

Le régime cétogène façon BG est conçu pour la perte de poids et une vie en bonne santé. Certaines pathologies nécessitent cependant un certain apport en glucides : dans tous les cas avec faites un point avec votre médecin avant de suivre ce régime (et en particulier si vous voulez l'utiliser pour le traitement de l'épilepsie chez l'enfant).

Un jeûne intermittent

Profitez des week-ends pour suivre un « jeûne intermittent ». Ce principe repose sur des fenêtres de temps plus espacées entre les repas.
Pour quoi faire ? Comme indiqué dans le chapitre 3, cette façon de manger vous place plus facilement en mode « combustion des graisses » et induit naturellement la production de cétones comme source d'énergie alternative. Sauter des repas est une forme de jeûne intermittent.
Nous avons constaté qu'il est (relativement !) facile de sauter le petit-déjeuner lors des week-ends. Il est aussi commode de se passer de dîner le dimanche soir ou de petit-déjeuner le lundi matin si le week-end a été copieux.
La meilleure façon est, comme toujours, que cela se fasse naturellement. Le but n'est certainement pas de passer vos journées à regarder votre montre et à vous ronger les ongles tellement vous avez faim ! Commencez doucement et transformez votre petit-déjeuner du dimanche en brunch ou votre déjeuner du dimanche en « douter » (une compilation du déjeuner, goûter et dîner) pour avoir de plus longues périodes lors desquelles vous augmentez votre **production de cétones**.

N'ayez pas peur d'avoir faim

Le but recherché n'est pas la syncope, simplement de patienter un peu avant de se mettre à table, sans forcément manger le plat avec son assiette quand il arrive ! Ne paniquez pas quand vous avez faim, dites-vous que ce n'est pas grave, restez zen et gagnez un peu de temps. Croyez-moi, cela fonctionne !

Une journée équilibrée

Commencez la journée avec un **petit-déjeuner riche en protéines** (le yaourt grec est plus riche en protéines et en matières grasses que le yaourt nature et parfait pour vous sentir rassasié), avec des fruits et des oléagineux/graines.
Des études montrent qu'un petit-déjeuner riche en protéines permet de reculer l'heure du déjeuner.

Un petit-déjeuner riche en protéines et avec des fibres, des protéines pour le déjeuner et un repas équilibré dans la soirée.

Votre déjeuner doit quant à lui s'articuler autour d'une **portion de protéines et de beaucoup de légumes**. Si vous cherchez à éviter le coup de fatigue du milieu d'après-midi, simplement, limitez les féculents/glucides et l'alcool au déjeuner.

Pour votre dîner, prévoyez une petite portion de **féculents complets**, une portion de **protéines** qui peut également être d'origine végétale et beaucoup de **légumes**. Des féculents le soir facilitent la prise de poids, paraît-il ? Ce n'est pas strictement vrai, une petite portion de glucides avec un repas équilibré ne va pas se voir sur la balance. Les féculents et les repas avec un index glycémique plus élevé contribuent aussi indirectement à augmenter la production de sérotonine et de mélatonine, qui aident à se sentir heureux, détendu, et facilitent le sommeil ! La recette parfaite pour une bonne nuit de sommeil.

Une approche intermittente avec votre régime

Il n'y a rien de plus pénible que de se sentir en régime permanent et constamment « privé ». Une alimentation équilibrée doit vous nourrir, pas vous punir !
Manger sainement est un mode de vie, pas un but ponctuel.
Le meilleur régime est vraiment celui qui fonctionne pour vous. Il n'y a pas de régime universel ! C'est un peu comme la règle du 80/20. Essayez de manger aussi sainement que possible, sachant qu'il y aura toujours des dîners/jours/célébrations qui seront plus difficiles. Lorsque cela se produit, essayez de reprendre le bon rythme le plus rapidement possible. Cela est vrai pour les nutritionnistes (!) : il leur arrive aussi de manger dans des fast-foods ou de boire trop de vin… (:-)
Il est souvent plus facile de garder le rythme pendant la semaine et de se détendre un peu (mais quand même pas trop) le week-end. Encore une fois, c'est à vous de jouer !

Comment vérifier que votre régime fonctionne ?

Nous sommes nombreux à juger de la réussite d'un régime en fonction de l'aiguille de la balance. Si elle descend, ça marche, si elle monte, c'est soit de notre faute, soit de celle du régime, qui ne marche pas. Gardez bien ceci en tête : une alimentation saine, même si elle ne s'accompagne pas d'une perte de poids, tend à **améliorer les marqueurs de santé** tels que le cholestérol HDL, les triglycérides et la glycémie, et c'est cela qu'il faut viser, plutôt que de vivre (et de pleurer) au rythme des chiffres inscrits sur la balance.
Il existe une autre façon simple d'apprécier l'efficacité d'un régime : vous sentez-vous plein d'énergie ? Avez-vous un sommeil réparateur ? Êtes-vous débarassé des

changements brutaux de vos niveaux de sucre dans le sang qui vous rendaient autrefois fatigué et irritable ? C'est bon signe !
Il est malheureusement un peu plus difficile de mesurer le fonctionnement de votre cerveau avant et après un régime, sauf si vous avez envie de faire un test de Q.I. ! Mais soyez rassuré, « Le bon gras » fait fonctionner votre cerveau comme une machine bien huilée !

« Être gros est-il vraiment la pire chose qui puisse arriver à un être humain ? Être gras est-il pire que d'être jaloux, insipide, égocentrique, ennuyeux ou cruel ? Pas selon moi. »
J. K. Rowling, l'auteur d'Harry Potter

On se lance !

Gérer son poids avec « Le bon gras »

Pour vous rendre la vie beaucoup plus facile, on vous propose de cuisiner 2 fois la quantité du soir, de façon à préparer également la salade, la soupe ou le dip pour le déjeuner du lendemain. Notre régime ne contient pas de produits « allégés » ou de produits « industriels ». Il aide à gérer son poids, mais contribue surtout à se maintenir en bonne santé.
L'apport calorique quotidien est d'à peu près 1 300 calories par jour, pour une perte de 0,5 kg chaque semaine pour les femmes (les hommes peuvent augmenter les quantités de 20 % pour une perte de poids similaire), mais rappelez-vous aussi que nos organismes ne fonctionnent heureusement pas suivant des équations mathématiques, et que tout dépend des individus.

À vous d'essayer le régime « Le bon gras » !

	Option SOS, je ne suis pas un MasterChef	Lundi	Mardi
Petit-déjeuner **Autour de 300 calories**	Petit bol de bonheur	Petit bol de bonheur	Smoothie vert et complet
Déjeuner **Autour de 500 calories**	1 x 125 g protéines (poulet/poisson gras) Légumes ou salade 1 fruit	Saumon piquant, méditerranéen ou nordique Une grande salade verte 1 yaourt nature	Rôti de légumes 1 fruit
Dîner **Autour de 500 calories**	1 grand bol de soupe (n'importe laquellle mais pas trop d'ingrédients si vous l'achetez !) 1 salade verte avec une vinaigrette 1 petite tranche de pain complet 20 g d'amandes ou 30g de fromage	Rôti de légumes Salade de fruits	Salade chaude quinoa et crevettes Fromage blanc nature
Calories	1 300	1 252	1 251

Mercredi	Jeudi	Vendredi	Samedi	Dimanche
Petit bol de bonheur	Smoothie vert et complet	Petit bol de bonheur	Pancakes « cerveau de génie »	Brunch : « céto-wrap »
Salade quinoa et crevettes 1 fruit	Soupe à la carotte et à la coriandre Dip aux sardines et aux crudités	Salade de haricots verts Cuisse de poulet	Champignons au fromage de chèvre Une salade verte	Encas si nécessaire : 1 fruit + 30 g de noix
Soupe à la carotte et au coriandre Dip aux sardines et aux crudités	Salade de haricots verts Cuisse de poulet 1 fruit	Steak nordique ou méditerranéen Salade aux fruits	*Chirashi* au saumon Glace « manjou »	Tagine aux rougets Épinards ou autres légumes Mousse aux abricots
1 205	1 311	1 282	1 270	1 274

Conclusion

Voyons maintenant ce que vous avez retenu de votre lecture.
Si vous pouviez faire un vœu auprès du génie de la lampe,
que demanderiez-vous ?
Une voiture de sport ? => Reprenez tout depuis le début !.
Une santé rayonnante grâce à un régime alimentaire équilibré
comportant des bonnes graisse ? => Vous avez tout compris.

Les discussions constantes autour du « meilleur » régime appuyées par de vastes campagnes marketing et de nombreux articles dans les magazines ne peuvent occulter **les résultats de tous les travaux de recherche**. Ceux-ci s'accordent sur le fait qu'un régime alimentaire sain repose sur :

- une alimentation variée,
- naturelle,
- des aliments peu transformés,
- des graisses naturelles.

Au final, il n'y a pas de régime universel, qui fonctionne pour tous. Chacun doit trouver ses bonnes habitudes alimentaires, qui sont le gage d'un **équilibre sur le long terme**. Dans ce cadre, les graisses, riches en vitamines et en antioxydants, sont un élément important de notre alimentation.

Il n'y a aucune preuve scientifique d'un lien entre les graisses saturées et les maladies cardiovasculaires. Ancel Keys lui-même se retournerait dans sa tombe s'il voyait que ses travaux ont été détournés pour justifier la création de milliers de produits alimentaires allégés en graisses.

Toutes les graisses ne se valent pas. Leur structure diffère fortement et leur impact sur notre santé dépendra de l'approche utilisée pour les produire, les stocker et les cuisiner. Comme pour notre alimentation, les graisses que nous consommons doivent idéalement être aussi peu transformées que possible. Même les **graisses saturées**, victimes d'une chasse aux sorcières pendant des décennies, semblent, d'après les recherches, avoir au pire un **impact neutre pour notre santé**, et, dans tous les cas, un impact moins négatif que les glucides raffinés et le sucre.

Les mauvaises graisses sont clairement identifiées : ce sont **les graisses trans et les huiles polyinsaturées** surutilisées qui résultent de **transformations chimiques**. Elles ont un impact très négatif sur la santé et sont notamment sources de maladies inflammatoires. À l'inverse, les oméga 3, que l'on trouve dans les poissons gras, les oléagineux et les graines, jouent un rôle très positif pour notre santé.

Il n'y a donc aucune raison de nous restreindre sur le beurre, le fromage ou encore la viande rouge, même dans le cadre d'un régime. Encore une fois, tout est question d'équilibre et de mesure ; le problème vient souvent des aliments avec lesquels les graisses sont mélangées, comme les sucres et les glucides raffinés. Vous vous rappelez ? Nous transformons les sucres et les glucides en graisses.

Il existe **plusieurs variétés de régimes riches en graisses**. Le plus extrême est le régime cétogène : ses 70 % de graisses en apport calorique ont des effets démontrés chez certains sujets concernant la perte de poids et les bienfaits sur la santé. Il déclenche la production métabolique de cétones, qui servent de source d'énergie alternative pour le corps. Les régimes méditerranéens et nordiques ont quant à eux un apport calorique reposant à 40 % sur les graisses et sont clairement liés à un meilleur état de santé général.

Il est vraiment temps de tourner la page, **les graisses sont nos amies**.
Dans tous les cas, adoptez une approche mesurée et équilibrée dans la vie de tous les jours, dans votre alimentation et aussi avec les graisses.

Vive le bon gras !

Petit guide de lecture pour les recettes

Pour chaque recette sont indiquées les quantités de calories, mais aussi de graisses totales, saturées, mono-insaturées et polyinsaturées.
Vous remarquerez que les quantités de graisses saturées augmentent dès lors que l'on utilise du fromage, de la viande rouge ou des produits à base de coco et que les graisses mono-insaturées augmentent quand on utilise de l'huile d'olive et des avocats.
Vous pouvez échanger ou supprimer les noix et les graines, surtout si vous souffrez d'allergies. Dans ce cas, ajoutez si nécessaire une cuillerée à café d'huile.

Un petit mot sur le calcul des graisses dans chaque recette. Les trois graisses ne concordent pas toujours avec le total, parce que ce dernier inclut le glycérol et les phospholipides, d'autres composants du gras. Il y a aussi de petites différences d'arrondis.

5 recettes de base

❗ Petite astuce importante : pour hacher et faire des purées de noix, de graines, ou encore du lait aux noix, vous avez besoin d'un bon mixeur. Mais c'est la seule chose vraiment nécessaire. Les recettes ne sont pas compliquées, donc pas besoin d'être un MasterChef, je vous le jure !

Lait aux amandes

Le lait « maison », tellement bon, et très facile à faire avec un bon mixeur. J'adore ce lait dans mon café. Pas très détox, dites-vous ? Ne vous inquiétez pas, le café est une bonne source d'antioxydants !

Calories par portion (250 ml) : 120	Total graisses : 10 g	Graisses saturées : 1 g	Graisses mono-insaturées : 6,5 g	Graisses polyinsaturées : 2,5 g

Préparation : 5 min, mais trempage 8-12 h, pour 1 l

Ingrédients

- 250 g d'amandes ou autres noix (noisettes ou cajou) non émondées (avec la peau)
- 1 l d'eau

Faire tremper les amandes dans l'eau pendant 8 à 12 h. Les égoutter et les rincer. Mettre les amandes dans un mixeur avec 1 l d'eau minérale. Mixer pendant 1-2 min. Filtrer avec un sac à lait de noix, ou de vieux collants (mais bien propres, svp !). Ne pas hésiter à utiliser les mains pour sortir tout le lait !

Mettre le lait dans une bouteille en verre, il se conserve 3 jours au frigo.

Variante : vous pouvez ajouter des dattes, du cacao ou de la cannelle.
Quant à la pulpe qui reste, vous pouvez l'utiliser dans des smoothies ou dans un gâteau. Mon gâteau préféré ? Coco-banane. Mélanger la pulpe avec 3 bananes, 3 œufs, 3 c. à s. de sirop d'érable, 3 c. à s. d'huile de coco, 100 g de chocolat noir, fondu, en pépites ou concassé. Placer le mélange dans un moule de cuisson graissé et mettre enfourner à 170 °C pendant 1 h.

Tartinade aux noix

Tellement bon, tellement facile... Pour 250 ml

Calories par portion (15 g) : 100	Total graisses : 9 g	Graisses saturées : 1 g	Graisses mono-insaturées : 6 g	Graisses polyinsaturées : 2 g

Préparation : 5 min

Ingrédients

- 250 g de noix (amandes ou cacahuètes)
- 60 ml d'huile de coco ou d'une autre huile

Mettre les noix dans un mixeur avec l'huile. Mixer pendant 2 min pour obtenir une purée. Mettre cette dernière dans un pot avec un couvercle et essayer de ne pas prendre une petite c. à c. pour la manger directement !

Variante : ajoutez des dattes et de la cannelle pour une tartinade « sucrée ».

Les « super mixes » de bon gras

Très bon pour le goûter, les longs trajets et les petits creux. Je les fais en grande quantité, et les stocke dans des pots en verre. Attention : une portion fait 30 g, pas le pot entier ! J'utilise une tasse à expresso (autour de 50 g) pour faire les mélanges. Évitez les fruits secs s'ils contiennent du sucre ajouté... !

Calories par portion (30 g) : 150	Total graisses : 9 g	Graisses saturées : 1,5 g	Graisses mono-insaturées : 3 g	Graisses polyinsaturées : 4,5 g

Préparation : 5 min

Mix - Belle ou beau Viking

- 1 tasse de graines de sésame
- 1 tasse de graines de tournesol
- 1 tasse d'amandes non émondées
- 1 tasse de dattes hachées
- 1 tasse de pépites de chocolat noir ou de fèves de cacao

Mix - J'ai la pêche

- 1 tasse de graines de courge
- 1 tasse de baies de goji
- 1 tasse de pignons de pin
- 1 tasse de noix d'Amazonie hachées
- 1 tasse de figues sèches, hachées

Mix - Grands et petits enfants

- 1 tasse de noix de cajou hachées
- 1 tasse de mangue sèche, hachée
- 1 tasse de graines de tournesol
- 1 tasse de raisins secs hachés
- 1 tasse de flocons de noix de coco

La vinaigrette extra

Une salade sans vinaigrette, ou pire, avec une vinaigrette industrielle, c'est tellement triste. C'est très facile à faire et vous pouvez jouer avec les ingrédients en fonction de votre goût. Lancez-vous !

Calories par portion (60 ml) : 110	Total graisses : 13 g	Graisses saturées : 1,7 g	Graisses mono-insaturées : 10,2 g	Graisses polyinsaturées : 1,1 g

Préparation : 5 min

Ingrédients pour une grande salade
- 4 c. à s. d'huile de base (j'aime les huiles d'olive, de colza et de cacahuète)
- 2 c. à s. de vinaigre balsamique
- 1 c. à s. de sauce soja salée

Mettre tous les ingrédients dans un pot avec un couvercle et secouer. C'est prêt ! N'oubliez pas l'assaisonnement selon votre goût (sel, poivre, gousse d'ail hachée, herbes fraîches hachées).

Variante : vous pouvez ajouter 1-2 c. à s. d'eau pour alléger naturellement votre vinaigrette.

Le pesto original

Très bon avec des pâtes, des légumes cuits et des salades. Vous pouvez aussi le mélanger avec du fromage à pâte molle pour obtenir un dip. Mettre la préparation dans un pot avec un couvercle, puis le placer au frais. Se conserve 4-5 jours au réfrigérateur.

Calories par portion (15 g) : 133	Total graisses : 14,8 g	Graisses saturées : 2 g	Graisses mono-insaturées : 11 g	Graisses polyinsaturées : 1 g

Préparation : 10 min

Ingrédients pour 4 portions
- 100 ml d'huile d'olive
- 40 g de pignons de pin grillés
- 40 g de parmesan
- 8 brins de basilic
- Une poignée de roquette ou d'épinards frais
- 1 gousse d'ail
- Sel et poivre

Bien mixer jusqu'à obtention d'une purée lisse. C'est prêt.

Variante : en utilisant de la coriandre, des amandes, du chou frisé et un demi-chili rouge, cela devient un pesto épicé !

Petit-déjeuner

Smoothie vert et complet

Pourquoi complet ? Parce qu'il contient un peu de tout : des protéines, du bon gras et des fibres. On l'adore...

Calories par portion : 287	Total graisses : 6,7 g	Graisses saturées : 1,5 g	Graisses mono-insaturées : 1,7 g	Graisses polyinsaturées : 2,8 g

Préparation : 5 min

Ingrédients pour 1 personne
- 1/2 banane
- 1 kiwi
- 1 datte medjool, dénoyautée
- 1 c. à c. de graines de *chia*
- 1 c. à c. de purée d'amandes
- 150 ml de lait (vache ou végétal, selon votre goût)
- 1 poignée de pousses d'épinards
- 2-3 glaçons

Bien mixer jusqu'à obtenir une consistance très lisse. C'est prêt à boire !

Variante : ajoutez 2 c. à c. de graines de *chia* en plus et laissez tremper le tout dans le frigo pendant la nuit. Les graines de *chia* absorbent le lait et, au matin, on a un petit « pudding ». Miam !

Petit bol de bonheur

Un petit-déjeuner qui apporte du bonheur. Prenez un yaourt nature fait avec du lait entier, ou du yaourt grec.

Calories par portion : 352	Total graisses : 18 g	Graisses saturées : 6,6 g	Graisses mono-insaturées : 6,5 g	Graisses polyinsaturées : 4,5 g

Préparation : 5 min

Ingrédients pour 1 personne
- 1 pot de yaourt nature ou de yaourt grec (autour de 125 ml)
- 1 pot de compote maison ou déjà faite (mais sans sucres ajoutés)
- 20 g d'amandes concassées ou un super mix

Prendre un joli pot, mettre le yaourt dedans. Ajouter la compote au-dessus et saupoudrer avec les amandes ou le mix. Faire une petite pause et respirer profondément. Voilà. Tout est prêt pour la journée.

Pancakes « cerveau de génie »

Très bien pour le brunch du week-end. Cette recette est si facile que les enfants ou votre partenaire peuvent la réaliser ! Si vous êtes « speed » le matin, vous pouvez préparer ces pancakes la veille et les manger froids ou réchauffés dans une poêle pendant 30 secondes de chaque côté. J'utilise une tasse à thé.

Calories par portion (2 pancakes) : 241	Total graisses : 13,3 g	Graisses saturées : 8,23 g	Graisses mono-insaturées : 2,46 g	Graisses polyinsaturées : 2,61 g

Préparation : 5 min
Cuisson : 10 min

Ingrédients pour 8 pancakes (pour 4 personnes)

- 1/2 tasse de farine complète (n'importe laquelle)
- 1/2 tasse d'amandes ou de noisettes en poudre
- 1 c. à c. de levure
- 1 c. à c. de cannelle
- 1 c. à c. d'huile de coco fondue (ou de beurre)
- 1 banane écrasée
- 1 œuf (ou une deuxième banane)
- 1 tasse de lait de coco
- 1 boîte de myrtilles ou de framboises

Mélanger tous les ingrédients ensemble, sauf les myrtilles ou les framboises. Les incorporer en douceur à la pâte.

Graisser une poêle antiadhésive avec un peu d'huile de coco (ou de beurre) et placer sur feu vif. Quand elle est chaude, ajouter une grosse cuillerée du mélange et faire cuire 2 à 3 min de chaque côté. Répéter l'opération jusqu'à ce qu'il n'y ait plus de pâte.

Variante : choisissez le fruit en fonction des saisons.

« Céto-wrap »

Cela remplit le ventre ! On se régale aussi au déjeuner !

Calories par portion : 417	Total graisses : 31 g	Graisses saturées : 14,6 g	Graisses mono-insaturées : 9,5 g	Graisses polyinsaturées : 4,55 g

Préparation : 5 min
Cuisson : 10 min

Ingrédients pour 1 personne

- 1 œuf
- 25 ml de crème fraîche
- 10 ml de lait entier
- 1 c. à s. de graines de courge concassées
- Beurre
- 30 g de fromage à pâte molle
- 50 g (à peu près une tranche) de saumon fumé
- 1 petite poignée de roquette
- Ciboulette hachée (facultatif)
- Sel et poivre

Mélanger l'œuf, la crème fraîche, le lait entier et les graines.

Graisser une poêle antiadhésive avec un peu de beurre et placer sur feu vif. Quand elle est chaude, ajouter la pâte et faire cuire comme une omelette.

Retirer du feu. Étaler le fromage à pâte molle, ajouter le saumon fumé, la roquette et la ciboulette. Assaisonner. Rouler doucement pour former une pellicule.

Variante : moins « céto » et un peu sucré. Remplacez le fromage et le saumon fumé par du fromage de chèvre, doux et mou, et des baies.

Gâteaux et desserts

Glace « manjou » !

La glace préférée de mon petit garçon, Émile.

Calories par portion : 189	Total graisses : 10,4 g	Graisses saturées : 1 g	Graisses mono-insaturées : 3 g	Graisses polyinsaturées : 3,5 g

Préparation : 10 min, avec 4-5 h de congélation et de trempage

Ingrédients pour 4 personnes

- 2 grosses mangues bien mûres
- 100 g de noix de cajou
- 2 c. à s. de noix de coco râpée (facultatif)

Tremper les noix de cajou dans l'eau pendant 4 h. Enlever la peau des mangues, les trancher et les mettre dans un plat. Placer le tout au congélateur, également pendant 4 h.

Égoutter les noix. Les mixer avec la mangue glacée et la noix de coco râpée, jusqu'à l'obtention d'une glace lisse.

Variante : vous pouvez utiliser des fruits déjà congelés. C'est aussi très bon avec des fraises, du melon et des pêches.

Brownie cru

Mon petit secret. Je l'adore pour le petit-déjeuner !

Calories par portion : 277	Total graisses : 13,9 g	Graisses saturées : 3,7 g	Graisses mono-insaturées : 6,9 g	Graisses polyinsaturées : 3,3 g

Préparation : 15 min, avec 2-3 h au frais

Ingrédients pour 10 tranches

- 140 g de noix de macadamia
- 140 g d'amandes émondées
- 400 g de dattes medjool dénoyautées
- 50 g de poudre de cacao
- 1 c. à s. d'huile de coco ou d'huile de colza
- Le zeste d'une orange
- 1/2 c. à c. de cannelle
- Une pincée de gingembre en poudre

Chauffer le four à 200 °C (th. 7). Répartir les noix sur une plaque de cuisson et mettre au four pendant 5-10 min. Les laisser refroidir.

Mixer les noix jusqu'à obtention de petites miettes. Ajouter tous les autres ingrédients et mixer jusqu'à obtenir une pâte souple.

Verser la pâte dans un moule à cake rond de 22 cm de diamètre et mettre au frigo pendant au moins 2-3 h.

Servir en petites tranches avec un bon expresso.

Mousse aux abricots et aux pistaches

C'est également très bon avec des pruneaux. Une mousse légère et sans sucres ajoutés !

Calories par portion : 257	Total graisses : 10,4 g	Graisses saturées : 3,4 g	Graisses mono-insaturées : 4,4 g	Graisses polyinsaturées : 2 g

Préparation : 10 min
Cuisson : 10 min (avec 4-5 h au frais)

Ingrédients pour 4 personnes
- 250 g d'abricots secs (mous)
- 250 ml de yaourt grec
- 1 c. à c. de fleur d'oranger
- 2 blancs d'œufs
- Une pincée de sel
- 50 g de pistaches concassées (poids sans les coquilles et surtout sans sel ajouté !)
- Menthe fraîche hachée

Mettre les abricots dans une casserole, couvrir avec de l'eau et faire cuire pendant 10 min. Les laisser refroidir. Les égoutter si nécessaire et mixer avec la fleur d'oranger jusqu'à obtenir une purée. Ajouter le yaourt et mixer encore.

Dans un récipient, battre les blancs d'œufs jusqu'à ce qu'ils soient bien fermes. Les mixer en douceur avec la purée d'abricots et le yaourt. Placer le mélange dans un joli bol et mettre au frais pendant au moins 4 h. Juste avant de servir, saupoudrer avec les pistaches et la menthe.

Délice d'amandes et pêches

Un autre très bon dessert… C'est mon gâteau préféré !

Calories par portion : 250	Total graisses : 16 g	Graisses saturées : 6,8 g	Graisses mono-insaturées : 5 g	Graisses polyinsaturées : 3 g

Préparation : 10 min
Cuisson : 30-35 min

Ingrédients pour 12 portions
- 250 g de ricotta
- 150 g d'amandes en poudre
- 100 g de beurre fondu
- 50 g de flocons d'avoine
- 3 œufs
- 60 g de sucre « rapadura » ou de sucre brun
- Le zeste d'un citron
- 250 g de pêches (aussi bon avec des fraises ou des poires)
- 2 c. à c. de miel
- 50 g de noix de pécan, hachées

Chauffer le four à 180 °C (th. 5). Mixer les flocons jusqu'à obtenir une poudre farineuse. Mixer avec tous les autres ingrédients, sauf les pêches, jusqu'à obtention d'une pâte lisse.

Verser la pâte dans un moule à gâteau carré (d'à peu près 24 cm). Trancher les pêches finement et les placer sur le gâteau. Saupoudrer avec les noix de pécan et verser le miel.

Faire cuire pendant 30-35 min.

Variante : remplacez les flocons d'avoine par de la farine complète. Remplacez les pêches par des fraises, des framboises ou des poires, selon la saison.

« Bean brownie » à l'anglaise

Un brownie « santé » que mes enfants adorent…

Calories par portion : 200	Total graisses : 12 g	Graisses saturées : 7,3 g	Graisses mono-insaturées : 1,5 g	Graisses polyinsaturées : 2 g

Préparation : 10 min ; trempage des dattes : 30 min
Cuisson : 25-30 min

Ingrédients pour 12 brownies

- 125 g de dattes medjool dénoyautées
- 1 boîte de 400 g de haricots rouges
- 100 g de poudre d'amandes
- 75 g d'huile de coco ou de beurre fondu
- 40 g de poudre de cacao
- 1 c. à c. de levure
- 3 œufs
- 100 g de yaourt nature
- 40 g de sirop d'érable

Placer les dattes dans un bol et couvrir avec de l'eau. Laisser tremper pendant 30 min. Cette étape n'est pas essentielle, mais donne une meilleure consistance au brownie.

Chauffer le four à 180 °C (th. 5). Égoutter et rincer les haricots rouges. Égoutter les dattes. Mixer tous les ingrédients ensemble jusqu'à obtenir une pâte lisse (si besoin, ajouter un peu de lait).

Verser la pâte dans un moule à gâteau carré (d'à peu près 24 cm) et faire cuire pendant 25-30 min.

Barres aux poires

Les barres aux céréales maison sont bien meilleures, du point de vue du goût et de la santé, que les barres industrielles.

Calories par portion : 217	Total graisses : 10,9 g	Graisses saturées : 3,5 g	Graisses mono-insaturées : 3,4 g	Graisses polyinsaturées : 3 g

Préparation : 10 min
Cuisson : 25-30 min

Ingrédients pour 16 barres

- 4 poires bien mûres
- 100 ml de jus de pomme
- 75 g de beurre
- 4 c. à s. de purée d'amandes ou de noisettes
- 4 c. à s. de miel
- 300 g de flocons d'avoine
- 100 g d'amandes effilées
- 100 g de graines mixtes (de tournesol et de courge)
- 50 g de graines de *chia*
- 2 c. à c. de cannelle

Chauffer le four à 180 °C (th. 5). Couper les poires, mais laisser la peau. Les mixer avec le jus de pomme jusqu'à obtention d'une purée.

Placer le beurre, la purée d'amandes et le miel dans une casserole et faire fondre pendant 5-10 min.

Mettre les flocons, les noix, les graines et la cannelle dans un bol. Ajouter la purée de poires et le mix de beurre fondu. Mélanger le tout.

Verser dans un moule à gâteau carré (d'à peu près 24 cm) et faire cuire pendant 25-30 min.

Variante : remplacez les poires par de la compote de poires déjà préparée.

Salade « toutes saisons »

Croquante et colorée.

Calories par portion : 292	Total graisses : 17,8 g	Graisses saturées : 5,3 g	Graisses mono-insaturées : 7,6 g	Graisses polyinsaturées : 3,8 g

Préparation : 10 min

Ingrédients pour 2 portions

- 2 endives
- 1 courgette
- 1 pomme rouge
- Le jus d'un 1/2 citron
- 4 tranches de viande des Grisons
- 40 g de mimolette vieille
- 20 g d'amandes grillées et concassées
- 2 brins d'estragon hachés
- 2 brins de persil hachés

Vinaigrette

- 1 c. à s. d'huile de colza
- 1 c. à c. de moutarde à l'ancienne
- 1 c. à c. de vinaigre de cidre
- 20 ml de jus d'orange (à peu près une demi-orange)
- Sel et poivre

Trancher les endives, couper la courgette en petits dés et couper la pomme en tranches. Verser le jus de citron (pour éviter la décoloration) et mettre le tout dans un saladier. Couper la viande des grisons en petits morceaux – j'utilise des ciseaux de cuisine, qui sont très pratiques – et faire de grands copeaux de mimolette à l'aide d'un couteau, mais attention aux doigts ! Les mettre dans le saladier avec l'estragon, les amandes et le persil.

Préparer l'assaisonnement en mélangeant l'huile, la moutarde, le jus d'orange, un petit peu de sel et de poivre. Verser sur la salade.

Variante : pour un plat plus complet, ajoutez du quinoa ou des haricots blancs. C'est parfait pour le déjeuner !

Salade chaude quinoa et crevettes

Délicieuse chaude, mais aussi froide !

Calories par portion : 410	Total graisses : 16,6 g	Graisses saturées : 3 g	Graisses mono-insaturées : 8,3 g	Graisses polyinsaturées : 3,5 g

Préparation : 10 min
Cuisson : 20 min

Ingrédients pour 2 portions

- 100 g de quinoa
- 100 g de crevettes roses, cuites
- 1 petit bulbe de fenouil
- 1 petit oignon rouge
- 1/2 citron confit
- 2 pincées de cumin en poudre
- 2 brins de coriandre
- 2 brins de menthe
- 1 c. à c. d'huile d'olive
- 1 c. à c. d'huile d'argan (ou une 2e c. à c. d'huile d'olive)
- 30 g de graines de courge concassées
- 1 poignée de pousses d'épinards
- Sel et poivre

Rincer le quinoa et le cuire dans 2 fois son volume d'eau salée bouillante pendant 10 min. Égoutter.

Hacher l'oignon et le fenouil, rincer le citron confit et le couper en petits dés.

Dans une grande poêle, chauffer 1 c. à c. d'huile d'olive, ajouter l'oignon, et faire revenir 5 min. Ajouter le fenouil et cuire encore 10 min, jusqu'à ce que le tout soit un peu doré. Ajouter le quinoa, les crevettes, le citron confit et le cumin, et chauffer 5 min (ajouter un peu d'eau si nécessaire).

Hors du feu, ajouter les graines de courge, les épinards, les herbes fraîches et l'assaisonnement. Mélanger doucement l'ensemble et verser l'huile d'argan.

Variante : Remplacez le quinoa par du riz ou des pois chiches.

Salade feta et poivrons rôtis

Le mélange idéal : les fibres, le bon gras et, surtout, un bon goût. Le plus ? C'est joli à regarder ! Pour griller les graines de tournesol, il faut les mettre dans une poêle à sec pendant 5 min, en veillant à ce qu'elles ne brûlent pas !

Calories par portion : 420	Total graisses : 22 g	Graisses saturées : 4,6 g	Graisses mono-insaturées : 10 g	Graisses polyinsaturées : 6,3 g

Préparation : 10 min
Cuisson : 35-40 min

Ingrédients pour 2 portions

- 2 poivrons rouges
- 1 oignon rouge
- Un filet d'huile d'olive
- 425 g de haricots blancs en boîte
- 30 g de feta
- 1 grande poignée de roquette
- 4 brins de basilic
- 1 c. à s. d'huile d'olive
- 1 c. à s. de vinaigre balsamique blanc
- 30 g de graines de tournesol grillées
- Sel et poivre

Préchauffer le four à 200 °C (th. 7).

Couper les poivrons en grandes lanières après avoir enlevé les pépins et les parties blanches. Émincer l'oignon rouge.

Les mettre dans un plat de cuisson et ajouter un peu d'huile d'olive. Assaisonner et mettre au four 35-40 min. Sortir du four et laisser refroidir.

Égoutter les haricots blancs, les mettre dans un saladier. Couper la feta en dés et hacher le basilic.

Dès que les poivrons sont froids, les mettre dans le saladier avec la feta et le basilic.

Mélanger l'huile et le vinaigre avec le sel et le poivre. Verser sur les légumes. Saupoudrer avec les graines grillées et la roquette.

Salade de lentilles

Calories par portion : 415	Total graisses : 17 g	Graisses saturées : 3,7 g	Graisses mono-insaturées : 8,4 g	Graisses polyinsaturées : 3,6 g

Préparation : 10 min
Cuisson : 20-30 min

Ingrédients pour 2 portions
- 100 g de lentilles vertes
- 100 g de truite fumée ou de saumon fumé
- 1 courgette
- 200 g d'asperges blanches ou vertes
- 2 oignons nouveaux
- 100 g de champignons de Paris
- 2 brins de persil hachés
- 15 g de graines de *chia* ou d'un autre type de graines

Vinaigrette
- 1 c. à s. d'huile d'olive
- 1 c. à s. de vinaigre balsamique
- 1 c. à c. de moutarde à l'ancienne
- Sel et poivre

Faire cuire les lentilles dans de l'eau suivant la durée indiquée sur le paquet. Pendant ce temps, préparer la vinaigrette en mélangeant tous les ingrédients.

Laver et cuire les asperges à la vapeur (pendant approximativement 10 min) et les couper en morceaux.

Couper la courgette en petits dés, hacher l'oignon nouveau et trancher finement les champignons. Couper la truite fumée en petites lamelles.

Égoutter les lentilles et les mettre dans un saladier. Mélanger en douceur les lentilles chaudes et la vinaigrette. Laisser refroidir.

Ajouter les légumes et la truite dans le saladier, ainsi que le persil et les graines de *chia*.

Variante : pour une salade « speed », vous pouvez utiliser des lentilles en boîte.

Salade de haricots verts

La salade préférée de mon mari, surtout si elle est servie avec un steak et un verre de bon vin rouge !

Calories par portion : 297	Total graisses : 22 g	Graisses saturées : 6 g	Graisses mono-insaturées : 10,2 g	Graisses polyinsaturées : 5,9 g

Préparation : 10 min
Cuisson : 10-15 min

Ingrédients pour 2 portions
- 250 g de haricots verts
- 100 g de tomates demi-sèches à l'huile
- 40 g de fromage de chèvre au piment d'Espelette
- 1 grosse poignée de pousses d'épinards
- Quelques brins de ciboulette ciselés
- 30 g de pignons de pin grillés

Vinaigrette
- 1 c. à s. d'huile d'olive
- 1 c. à c. de vinaigre balsamique
- Pincée de paprika
- Sel et poivre

Nettoyer et préparer les haricots verts. Les faire cuire à la vapeur pendant 10 min s'ils sont « fins », et 15 min s'ils sont plus gros. Les passer sous l'eau froide pour éviter qu'ils ne continuent de cuire.

Mettre les haricots dans un saladier. Égoutter les tomates, les couper en petits morceaux. Faire de grands copeaux de fromage de chèvre à l'aide d'un couteau, mais attention aux doigts !

Mélanger les tomates et le fromage avec les haricots. Ajouter la ciboulette, les épinards et les pignons de pin.

Préparer la vinaigrette en mélangeant tous les ingrédients ensemble. Verser sur la salade.

Variante : pour une salade plus complète, ajoutez 1 cuisse de poulet cuite et coupée en tranches.

Rôti de légumes

Vous pouvez, si vous voulez, remplacer la mayonnaise aux avocats par une vinaigrette, mais je vous jure que la combinaison est très, très bonne ! Cette salade contient les 5 portions de légumes de la journée !

Calories par portion : 464	Total graisses : 10 g	Graisses saturées : 2,3 g	Graisses mono-insaturées : 6 g	Graisses polyinsaturées : 1 g

Préparation : 10 min
Cuisson : 20-30 min

Ingrédients pour 2 portions

- 1 petite courgette
- 1 petite aubergine
- 1 petit oignon rouge
- 1 poivron orange
- 1 petit bulbe de fenouil
- 425 g de pois chiches en boîte
- 1 c. à c. d'huile d'olive
- 1 poignée de roquette

La mayonnaise

- 1 avocat bien mûr
- Le jus d'un 1/2 citron vert
- 1 c. à c. d'huile de macadamia ou d'huile d'olive
- 4 brins de basilic frais
- 2 brins de coriandre fraîche
- 1/2 c. à c. de pâte de harissa
- Sel et poivre

Préchauffer le four à 200 °C (th 7). Couper la courgette et l'aubergine en morceaux de la taille d'un doigt. Couper le poivron en lanières, après avoir enlevé les pépins et les parties blanches. Couper l'oignon et le fenouil en fines tranches. Mettre les légumes dans un plat de cuisson et ajouter l'huile d'olive. Assaisonner et mettre au four pendant 35-45 min. Ils doivent être un peu grillés. Laisser refroidir.

Pendant ce temps, mixer tous les ingrédients pour finaliser la mayonnaise. Ajouter 1-2 c. à s. d'eau si nécessaire, pour avoir une consistance de mayonnaise « fine ».

Mettre les légumes dans un saladier, avec les pois chiches égouttés et rincés. Verser la mayonnaise. Ajouter la roquette.

Dip aux sardines

La sardine est un vrai superaliment.

Calories par portion : 190	Total graisses : 20 g	Graisses saturées : 9 g	Graisses mono-insaturées : 6 g	Graisses polyinsaturées : 3,8 g

Préparation : 10 min

Ingrédients pour 2 portions

- 1 boîte de sardines à l'huile (autour de 135 g), égouttées
- Le jus d'un citron
- Quelques brins de ciboulette ciselés
- 60 g de Kiri, ou un autre fromage à pâte molle (3 petits carrés)
- Sel et poivre
- Crudités prêtes à servir

Mixer tous les ingrédients ensemble. Ajouter un peu plus de jus de citron si nécessaire. Assaisonner. Mettre au frais, si possible pendant 2-3 h.

Guacamole extra aux crevettes

J'adore la combinaison des crevettes et de l'avocat. Miam !

Calories par portion : 337	Total graisses : 27 g	Graisses saturées : 4 g	Graisses mono-insaturées : 17,6 g	Graisses polyinsaturées : 4 g

Préparation : 10 min

Ingrédients pour 2 grandes ou **4 petites portions**

- 2 avocats, mûrs
- Le jus de 2 citrons verts
- 8 brins de coriandre
- 1/2 c. à c. de paprika
- 1/2 chili rouge frais (facultatif)
- Sel et poivre
- 1 grande tomate allongée
- 15 g de graines de courge concassées
- 1/2 oignon rouge
- Quelques crevettes cuites avec leur carapace

Mixer les avocats avec le jus d'un demi-citron (on réserve l'autre moitié pour l'oignon), la coriandre, le paprika, le chili et l'assaisonnement jusqu'à l'obtention d'une consistance lisse.

Placer le mélange dans un joli bol.

Couper la tomate en petits dés. Hacher l'oignon et arroser avec le jus d'un demi-citron.

Disposer joliment la tomate et l'oignon sur la purée d'avocats. Saupoudrer avec les graines de courge.

Mettre quelques crevettes sur chaque assiette et les tremper dans le guacamole.

Dip « la vie en orange »

Un type de houmous vraiment très bon à base de carottes.

Calories par portion : 112	Total graisses : 6,3 g	Graisses saturées : 1 g	Graisses mono-insaturées : 2,7 g	Graisses polyinsaturées : 2,2 g

Préparation : 10 min
Cuisson : 30-40 min

Ingrédients pour 2-3 portions

- 400 g de carottes (coupées en rondelles d'environ 1 cm d'épaisseur)
- 1 gousse d'ail (garder la « peau » extérieure)
- 1/2 c. à c. d'huile d'olive
- 1/2 c. à c. de cumin moulu
- 1/2 c. à c. de graines de fenouil
- 1 c. à s. de tahini
- 1 c. à s. de purée d'amandes (ou une 2e c. à s. de tahini)
- 1/4 c. à c. de cannelle
- 1 c. à c. d'huile d'argan
- Le jus d'un citron
- Sel et poivre

Chauffer le four à 200 °C (th. 7). Placer les rondelles de carottes sur une plaque de cuisson avec l'ail et verser l'huile d'olive. Ajouter le cumin moulu et les graines de fenouil ; utiliser les doigts pour bien enrober chaque tranche avec les graines. Rôtir au four pendant 30-40 min, jusqu'à ce que les carottes soient bien cuites. Retirer la peau extérieure de la gousse d'ail.

Placer les carottes et l'ail dans un mixeur avec tous les autres ingrédients. Mélanger jusqu'à obtention d'une purée bien lisse, ajouter du jus de citron si nécessaire. Saler et poivrer.

Bagna cauda

Un dip italien réalisé avec des anchois et de l'ail. Il protège contre les vampires ! N'ajoutez pas de sel, c'est déjà assez salé.

Calories par portion : 139	Total graisses : 11,7 g	Graisses saturées : 7 g	Graisses mono-insaturées : 2,9 g	Graisses polyinsaturées : 0,5 g

Préparation : 10 min
Cuisson : 30-40 min

Ingrédients pour 2-3 portions

- 250 ml de lait entier
- 30 g de beurre
- 3 gousses d'ail écrasées
- 10 anchois à l'huile
- Poivre
- Crudités prêtes à servir (endives, carottes, poivrons, courgettes)

Faire fondre le beurre dans une casserole sur feu doux. Ajouter l'ail et laisser cuire pendant 4-5 min.

Égoutter les anchois et les couper en petits morceaux avec des ciseaux. Ajouter les anchois et le lait dans la casserole, et laisser cuire pendant 25-30 min.

La sauce commence à s'épaissir. Si elle fait des grumeaux, baisser la température et fouetter vigoureusement. Poivrer.

Manger chaud avec les crudités de son choix.

Variante : c'est aussi très bon avec des œufs durs.

Vous trouverez ci-dessous les quantités pour 4-6 personnes. Comme cela, vous pouvez stocker vos soupes au congélateur !

Soupe à la carotte et à la coriandre

En ajoutant des noix dans une soupe, on ajoute des protéines, des fibres et du bon gras. Une vraie « soupe complète ».

Calories par portion : 232	Total graisses : 8,8 g	Graisses saturées : 2,7 g	Graisses mono-insaturées : 2,4 g	Graisses polyinsaturées : 3 g

Préparation : 10 min
Cuisson : 1 h

Ingrédients pour 4-6 portions

- 1 c. à c. d'huile de coco ou d'huile de colza
- 1 oignon
- 2 branches de céleri
- 750 g de carottes
- 100 g de lentilles corail
- 100 g de noix de cajou
- 1/2 c. à c. de cumin en poudre
- 8 brins de coriandre
- 1 l de bouillon (fait avec un bouillon cube si nécessaire)
- Sel et poivre

Hacher l'oignon, trancher le céleri et couper les carottes en petits dés (ou utiliser un mixeur pour le faire).

Chauffer l'huile dans une grande casserole. Ajouter l'oignon avec une pincée de sel et laisser cuire pendant 5 min jusqu'à ce qu'il soit doré. Ajouter le céleri et cuire encore 2 min, ajouter les carottes, les lentilles et les noix de cajou, cuire encore 5 min. Verser le bouillon et le cumin.

Porter à ébullition et laisser mijoter à petits bouillons pendant 40 min, jusqu'à ce que les carottes soient cuites et les lentilles fondantes.

Hors du feu, ajouter la coriandre, assaisonner et mixer jusqu'à obtention d'une consistance lisse.

Soupe aux poivrons, tomates et amandes

Une soupe qui contient beaucoup de bêta-carotène avec les tomates et le poivron. Également très bonne froide.

Calories par portion : 291	Total graisses : 14,5 g	Graisses saturées : 3,2 g	Graisses mono-insaturées : 6 g	Graisses polyinsaturées : 4,3 g

Préparation : 10 min plus 2 h pour le trempage des amandes
Cuisson : 35-40 min

Ingrédients pour 4-6 portions
- 1 kg de tomates
- 2 gousses d'ail (garder la peau)
- 2 poivrons rouges
- 2 brins de romarin
- 100 g d'amandes
- 1 c. à s. d'huile d'olive
- 4 brins de basilic
- 2 c. à s. de crème fraîche
- 750 ml de bouillon chaud
(réalisé avec un cube si nécessaire)
- Sel et poivre

Faire tremper les amandes dans l'eau pendant 2-3 h .

Préchauffer le four à 200 °C (th. 7).

Couper les poivrons en grandes lanières après avoir enlevé les pépins et les parties blanches. Couper les tomates en quartiers.

Mettre les poivrons et les tomates dans un plat de cuisson avec l'ail, le romarin et ajouter un peu d'huile d'olive. Assaisonner et mettre au four 35-40 min.

Enlever la peau de l'ail et mixer les légumes avec les amandes, le basilic, la crème fraîche et le bouillon chaud, jusqu'à obtenir une purée lisse.

Soupe thaïe aux betteraves

Attention avec la pâte de curry rouge. Cela peut être très piquant. Commencez donc avec une c. à c. et augmentez la dose en fonction de votre courage !

Calories par portion : 179	Total graisses : 12,8 g	Graisses saturées : 10 g	Graisses mono-insaturées : 1,5 g	Graisses polyinsaturées : 1 g

Préparation : 10 min
Cuisson : 25 min

Ingrédients pour 4-6 portions
- 400 g de betteraves cuites
- 2 échalotes
- 1 c. à c. d'huile de coco
- 1 c. à c. de graines de cumin
- 1/2 c. à c. de pâte de curry rouge
- 250 ml de bouillon
- 400 ml de lait de coco
- 4 brins de coriandre
- 2 c. à s. de cacahuètes concassées
- Sel et poivre

Hacher l'échalote et couper la betterave.

Chauffer l'huile dans une grande casserole. Ajouter l'échalote avec une pincée de sel et laisser cuire pendant 2-3 min jusqu'à ce qu'elle soit dorée. Ajouter les graines de cumin, et cuire encore 2 min ; ajouter la pâte de curry, cuire encore 2-3 min. Verser le bouillon et les betteraves. Porter à ébullition et laisser mijoter à petits bouillons pendant 15 min.

Hors du feu, ajouter le lait, la coriandre, assaisonner et mixer jusqu'à obtention d'une consistance lisse.

Saupoudrer avec les cacahuètes juste avant de servir.

Les encas

La « fast-food » peut-elle être bonne pour la santé ? Oui ! Il faut juste utiliser de « vrais aliments » rapides à préparer. Voici mes idées préférées :

Champignons au fromage de chèvre

Mon petit dîner « fast-food » pour les soirs où je me sens fatiguée. Servir avec une salade de roquette et une compote aux fruits pour un dîner naturellement léger, mais surtout bon !

Calories par portion : 297	Total graisses : 24 g	Graisses saturées : 7,2 g	Graisses mono-insaturées : 6 g	Graisses polyinsaturées : 8 g

Préparation : 10 min
Cuisson : 15-20 min

Ingrédients pour 1 portion

- 2 gros champignons
- 1 c. à c. de tapenade ou de caviar de tomates à l'ail
- 50 g de fromage de chèvre (avec une croûte)
- 25 g de pignons de pin
- 1 c. à c. d'huile d'olive
- Poivre

Préchauffer le four à 200 °C (th. 7).

Laver les champignons et enlever la tige. Remplir chaque champignon avec une demi-c. à c. de tapenade ou de caviar. Les mettre dans un plat de cuisson.

Couper le fromage en tranches de 25 g et le placer au-dessus des champignons. Ajouter une petite poignée de pignons de pin et un filet d'huile. Poivrer.

Mettre au four pendant 15-20 min.

La « pizzavocat »

Une forme de pizza « santé » !

Calories par portion : 402	Total graisses : 22,8 g	Graisses saturées : 2 g	Graisses mono-insaturées : 15 g	Graisses polyinsaturées : 4 g

Préparation : 5 min
Cuisson : 5-10 min

Ingrédients

- 1 grande tranche de pain au levain (ou complet)
- 1 c. à c. de purée de tomates
- 1/2 avocat bien mûr
- Un filet de jus de citron
- 15 g de graines de tournesol
- 1 c. à c. d'huile d'olive
- 1 poignée de mâche
- Sel et poivre

Préchauffer le gril du four et faire griller le pain sur un côté pendant 2-3 min.

Sur le côté non grillé, étaler la purée de tomates, ajouter l'avocat tranché, un filet de jus de citron et un filet d'huile d'olive. Saupoudrer avec les graines et remettre sous le gril encore 3-4 min. Assaisonner.

Servir avec la mâche.

Les rouleaux de printemps pour les nuls

Les rouleaux peuvent être préparés à l'avance et stockés au frigo. Si vraiment le roulage vous fait peur, mélangez simplement tous les ingrédients, sauf les galettes de riz, et faites-en une salade !

Calories par portion : 216	Total graisses : 16,7 g	Graisses saturées : 2,2 g	Graisses mono-insaturées : 7,2 g	Graisses polyinsaturées : 6,3 g

Préparation : 10-15 min

Ingrédients pour 2 portions

- 4 galettes de riz
- 50 g de crevettes cuites
- 25 g de noix de cajou concassées
- 1/2 avocat
- 2 petits oignons nouveaux
- 1/2 poivron rouge
- 1 petite poignée de pousses d'épinards
- 2 brins de coriandre
- 2 brins de menthe

Sauce

- 2 c. à s. de sauce soja salée
- 1 c. à s. de vinaigre de riz
- Le jus d'un 1/2 citron
- 1 c. à c. d'huile de sésame
- 1 c. à c. de graines de sésame

Trancher l'avocat, les oignons (sur la longueur) et le poivron. Hacher les herbes.

Vous aurez besoin d'un plat rempli d'eau tiède ou chaude dans laquelle vous pourrez immerger les galettes de riz, et d'un plan de travail qui n'adhère pas pour confectionner les rouleaux (une planche à découper par exemple, pas de Sopalin ni de torchon).

Immerger une galette de riz dans le plat d'eau chaude, remuer doucement du bout des doigts de façon à sentir le moment où elle sera assez souple pour être roulée, en général au bout de 1-2 min.

L'étendre sur le plan de travail. Répéter l'opération pour les autres galettes.

Répartir les légumes, les crevettes, les noix et les herbes de façon à former un petit rectangle s'inscrivant dans le cercle de chaque galette (laisser de la marge sur les côtés pour pouvoir rouler plus facilement).

Fermer les rouleaux, en tenant compte de l'élasticité des galettes. Ne pas hésiter à serrer tout en restant prudent au cas où la galette se déchirerait.

Replier les côtés. Envelopper les rouleaux dans de la cellophane, cela aidera à les faire tenir jusqu'à ce qu'ils soient servis.

Pour la sauce, mélanger simplement tous les ingrédients ensemble.

Petite pizza au chou-fleur

La base de pâte est remplacée par un mélange de chou-fleur, d'œufs et d'amandes en poudre. Testez votre goût pour l'aventure et essayez-la !

Calories par portion : 326	Total graisses : 22 g	Graisses saturées : 6 g	Graisses mono-insaturées : 8,2 g	Graisses polyinsaturées : 5 g

Préparation : 5 min
Cuisson : 40 min

Ingrédients pour 2-3 portions

- 1/2 petit chou-fleur
- 60 g d'amandes en poudre
- 20 g de graines de tournesol
- 25 g de parmesan
- 2 œufs
- 1 c. à c. d'herbes de Provence
- Sel et poivre
- 100 ml de *passata*
- 50 g de mozzarella
- 100 g de champignons
- 1 c. à c. d'huile d'olive
- 30 g d'olives noires
- Basilic frais
- Une petite poignée de roquette

Préchauffer le four à 200 °C (th. 7).

Laver le chou-fleur, le couper en petits morceaux. Mettre dans un mixeur et mixer jusqu'à obtenir de petites « graines ».

Placer le chou-fleur mixé dans un bol et ajouter les amandes en poudre ainsi que les graines. Ajouter le parmesan râpé et les herbes. Fouetter les œufs, les ajouter dans le bol. Assaisonner et mélanger l'ensemble.

Préparer un plat de cuisson avec une feuille Silpat ou du papier cuisson.

Utiliser les mains pour faire un cercle de 20 cm de diamètre avec la pâte de chou-fleur. Mettre au four pendant 20-25 min.

Étaler ensuite la *passata*, les champignons émincés, la mozzarella en morceaux et les olives sur la pâte. Verser un petit peu d'huile d'olive et remettre au four pendant 10-15 min.

Disposer la roquette sur la pizza avant de servir.

Bon burger 200 % végétarien

Pour servir avec du ketchup (pas trop sucré !) ou du guacamole et des wraps. Je les prépare en grande quantité afin d'en congeler quelques-uns.

Calories par burger : 227	Total graisses : 4,9 g	Graisses saturées : 0,6 g	Graisses mono-insaturées : 1,7 g	Graisses polyinsaturées : 1,8 g

Préparation : 10 min
Cuisson : 40-45 min

Ingrédients pour 6-8 burgers

- 200 g de betteraves cuites
- 200 g de quinoa cuit (autour de 100 g cru)
- 225 g de haricots rouges cuits (une boîte de 400 g)
- 2 c. à c. de caviar de tomates à l'ail
- 1 c. à c. d'huile de coco ou d'huile de colza
- 1 petit oignon rouge
- 200 g de patates douces (ou de carottes)
- 1 c. à c. de paprika fumé
- 50 g de graines de lin
- 6 brins de coriandre fraîche
- 50-100 g de farine (n'importe laquelle)

Hacher l'oignon et la patate douce très finement. Chauffer l'huile dans une poêle, et ajouter les légumes hachés. Cuire pendant 5 min.

Mettre tous les ingrédients dans un mixeur et mixer jusqu'à obtention d'une pâte presque lisse. Ajouter plus de farine si nécessaire.

Mettre la pâte au frais pendant 1-2 h, pour la laisser se raffermir.

Préchauffer le four à 200 °C (th. 7).

Préparer un plat de cuisson avec une feuille de silpat ou de papier cuisson.

Utiliser les mains pour former 6-8 burgers en utilisant encore plus de farine si nécessaire.

Mettre au four pendant 35-40 min.

Tortilla aux asperges et aux petits pois

Servir avec une salade aux tomates.

Calories par portion : 330	Total graisses : 20 g	Graisses saturées : 6,3 g	Graisses mono-insaturées : 8 g	Graisses polyinsaturées : 3,8 g

Préparation : 10 min
Cuisson : 15 min

Ingrédients pour 2-3 portions

- 6 œufs
- 1 botte d'asperges
- 100 g de petits pois congelés
- 100 g de ricotta
- 30 g d'amandes grillées et concassées
- 4 brins de menthe fraîche
- 2 brins de persil
- Quelques brins de ciboulette ciselés
- 1 c. à c. d'huile d'olive
- Sel et poivre

Cuire les asperges à la vapeur pendant 8-10 min. Les détailler. Hacher les herbes.

Fouetter les œufs avec les herbes. Ajouter les petits pois et les asperges cuites.

Préchauffer le gril.

Dans une poêle, faire chauffer l'huile d'olive. Ajouter les œufs et laisser cuire à feu modéré pendant 10 min. Laisser cuire jusqu'à ce que le dessous soit bien doré. Ajouter la ricotta et les amandes, et placer sous le gril pendant 3-5 min jusqu'à ce que le dessus soit doré. Assaisonner.

Wraps à la sucrine en 2 façons

Très bon pour l'apéro !

Calories par wrap exotique : 24	Total graisses : 1,1 g	Graisses saturées : 0,1 g	Graisses mono-insaturées : 0,5 g	Graisses polyinsaturées : 0,5 g
Calories par wrap méditerranéen : 52	Total graisses : 4,6 g	Graisses saturées : 1,1 g	Graisses mono-insaturées : 1,4 g	Graisses polyinsaturées : 0,3 g

Préparation : 10 min

Ingrédients pour 6-8 wraps

- 2 sucrines

Exotique

- 50 g de petites crevettes roses
- 1/2 mangue
- 1 oignon nouveau
- Le jus et le zeste d'un citron vert
- 1/2 chili rouge frais (facultatif)
- 2 brins de coriandre
- 1 c. à c. de graines de sésame
- Un filet d'huile de sésame

Préparation : 10 min

Ingrédients pour 6-8 wraps

- 2 sucrines

Méditerranéen

- 50 g de feta
- 8-10 olives noires
- 8 tomates cerise
- 1/2 avocat
- 2 brins de basilic
- 1 c. à c. de pignons de pin
- 1 filet d'huile d'olive
- Sel et poivre

Séparer les feuilles de sucrine – 6-8 bonnes feuilles sont nécessaires.

Wraps exotiques :

Couper la mangue et l'oignon en petits dés. Hacher la coriandre. Trancher très finement le chili. Mettre le tout dans un saladier avec le jus et le zeste du citron, les crevettes et les graines de sésame. Assaisonner. Remplissez chaque feuille d'une bonne c. à c. de farce. Arroser avec un petit peu d'huile de sésame.

Wraps méditerranéens :

Couper la feta et l'avocat en petits dés. Couper les tomates en quartiers. Hacher le basilic.

Mettre le tout dans un saladier avec les olives et les pignons de pin. Assaisonner. Remplir chaque feuille avec une bonne c. à c. de farce. Verser un petit peu d'huile d'olive.

Plats

Pâtes « Oméga 3 »

Avec un pesto de thon, noix et citron. Pour les repas où l'on a vraiment faim ! Une teneur assez élevée en gras, oui, mais c'est du bon gras. J'aime ce plat froid avec des olives et des pousses d'épinards.

Calories par portion :	Total	Graisses	Graisses mono-	Graisses
587	graisses : 34 g	saturées : 4 g	insaturées : 17 g	polyinsaturées : 11 g

Préparation : 10 min
Cuisson : 10-15 min

Ingrédients pour 2 grandes portions
- 100 g de pâtes complètes
- 200 g de haricots verts
- Une boîte de 190 g de thon
- Le jus et le zeste d'un citron
- 40 g de noix
- 40 ml d'huile d'olive
- 20-50 ml d'eau
- 2 brins de persil
- 4 brins de basilic
- Parmesan râpé
- Sel et poivre

Commencer avec les haricots. Enlever les tiges et les faire cuire à la vapeur pendant 10-15 min.

Cuire les pâtes dans de l'eau salée bouillante pendant 8-10 min en fonction des indications sur le paquet.

Égoutter le thon, le mettre dans un mixeur avec le citron, les noix, l'huile, les herbes, l'assaisonnement et l'eau. Mixer jusqu'à obtenir une consistance de « pesto », en ajoutant de l'eau si nécessaire.

Mélanger les pâtes et les haricots, puis verser le pesto.

Servir chaque portion avec un peu de parmesan râpé.

Variante : les haricots peuvent être remplacés par des courgettes ou des brocolis, cuits également à la vapeur.

Maquereau thaï

Très bon aussi avec un filet de bar.

Calories par portion :	Total	Graisses	Graisses mono-	Graisses
300	graisses : 20 g	saturées : 6 g	insaturées : 8,2 g	polyinsaturées : 5,1 g

Préparation : 5 min
Cuisson : 15-20 min

Ingrédients pour 1 portion
- 1 maquereau habillé
- 2 brins de coriandre
- 2 tranches de citron vert
- 1/4 de chili rouge frais (facultatif)
- 1 cm de citronnelle
- 1 filet de sauce nuoc-mâm
- 1 filet de sauce soja salée
- Poivre

Préchauffer le four à 200 °C (th. 7).

Placer le maquereau dans un plat de cuisson.

Hacher la coriandre et la citronnelle, les placer dans le maquereau avec les autres ingrédients.

Cuire pendant 15-20 min.

Kedgeree « Le bon gras »

Une spécialité indienne revisitée à la mode anglaise, qui se consommait traditionnellement au petit-déjeuner ! Cela convient sans doute mieux à un brunch ou à un dîner. Le riz et le poisson peuvent être cuits à l'avance.

Calories par portion : 346	Total graisses : 12,6 g	Graisses saturées : 10,7 g	Graisses mono-insaturées : 1 g	Graisses polyinsaturées : 0,9 g

Préparation : 10 min avec dessalage de 2 h
Cuisson : 25-30 min

Ingrédients pour 2-3 portions

- 240 g de haddock fumé
- 100 g de riz basmati
- 150 ml de lait de coco
- 150 ml de bouillon (attention, pas trop salé)
- 1 petit oignon
- 1 c. à c. d'huile de coco ou de *ghee* (*ghi*)
- 1/2 c. à c. de poudre de curry
- 100 g de petits pois ou de fèves, congelés
- Une grande poignée de pousses d'épinards
- Poivre

Garniture

- 1 œuf dur haché
- 4 brins de persil
- 4 brins de coriandre
- 1 citron

Faire dessaler le haddock pendant au moins 2 h, en changeant l'eau au bout d'une heure. L'égoutter, le rincer encore une fois, le sécher dans du papier absorbant.

Pocher le haddock dans le lait et le bouillon, à tout petit feu, pendant 5 min. Égoutter le haddock mais garder le liquide, il servira pour la cuisson du riz. Couper le haddock en morceaux de 2 cm. Cela doit être « juste » cuit.

Hacher l'oignon et faire chauffer l'huile ou le *ghee* dans une grande sauteuse. Faire revenir tout doucement l'oignon ; après 4-5 min, ajouter la poudre de curry. Ajouter le riz, faire revenir 1 min en remuant constamment. Ajouter le liquide et porter à ébullition, puis couvrir et réduire le feu au minimum. Laisser mijoter jusqu'à ce que le riz soit *al dente* (autour de 10-15 min).

Ajouter le haddock, les petits pois et les épinards et cuire encore 5 min.

Garnir avec l'œuf, les herbes et le citron coupé en quartiers.

Trois variantes de saumon

Une base pour trois recettes... Que ne fait-on pas pour vous régaler les papilles !

Calories par portion (moyenne) : 220	Total graisses : 13,6 g	Graisses saturées : 2,7 g	Graisses mono-insaturées : 5,2 g	Graisses polyinsaturées : 4,2 g

Préparation : 10 min
Cuisson : 15 min

Ingrédients pour 2 portions
- 2 pavés de saumon

Piquant
- 1 c. à c. de sauce *sriracha*
- 1 c. à s. de jus de citron vert
- 1/2 c. à s. de miel
- 2 brins de coriandre hachés
- 1 c. à c. d'huile de colza
- Sel et poivre

Nordique
- 4 brins d'aneth hachés
- 1 c. à s. de crème fraîche
- 1 oignon nouveau haché
- Le jus et le zeste d'un 1/2 citron
- Sel et poivre

Méditerranéen
- Environ 20 tomates cerise hachées
- 1 c. à c. de câpres
- 2 filets d'anchois à l'huile hachés
- 4 olives noires hachées
- 4 brins de basilic hachés
- 1 c. à c. d'huile d'olive
- Sel et poivre

Préchauffer le four à 200 °C (th. 7).

Choisir la marinade et mélanger simplement tous les ingrédients ensemble.

Utiliser le papier cuisson pour faire une papillote pour chaque filet de saumon.

Verser la moitié de la marinade sur chaque pavé. Fermer la papillote et mettre au four pendant 15 min.

Variante : ajoutez une petite poignée d'épinards ou de courgettes en dés dans chaque papillote.

Rôti de truite

Miam !

Calories par portion : 325	Total graisses : 24 g	Graisses saturées : 3,5 g	Graisses mono-insaturées : 15 g	Graisses polyinsaturées : 3 g

Préparation : 10 min
Cuisson : 35 min

Ingrédients pour 2 portions
- 2 filets de truite
- 1 grand bulbe de fenouil
- 1 filet d'huile d'olive
- 1 filet de vin blanc (facultatif !)
- Sel et poivre

Tapenade
- 50 g d'olives vertes dénoyautées
- Le jus d'un citron
- 2 anchois à l'huile
- 1 c. à c. de câpres
- 1 c. à s. d'huile d'olive
- 4 brins de basilic
- Sel et poivre

Préchauffer le four à 200 °C (th. 7).

Trancher le bulbe de fenouil en 8-10 tranches. Arroser avec un filet d'huile d'olive. Mettre sur un plat de cuisson et cuire pendant 20 min. Arroser le fenouil avec le vin.

Pour la tapenade : hacher tous les ingrédients et mélanger l'ensemble (si possible, éviter le mixeur la consistance sera meilleure !). Assaisonner. Étaler la tapenade sur les filets de truite, et placer ces derniers sur le fenouil.

Remettre au four pendant 15 min, jusqu'à ce que la truite soit cuite.

Curry aux crevettes et noix de cajou

Calories par portion : 410	Total graisses : 25 g	Graisses saturées : 16 g	Graisses mono-insaturées : 3 g	Graisses polyinsaturées : 3,3 g

Préparation : 10 min
Cuisson : 25 min

Ingrédients pour 2 portions
- 300 g de crevettes, crues et sans carapace
- 1-2 c. à c. de pâte de curry vert
- 1 c. à c. d'huile de coco
- 1 petit oignon
- 1/2 poivron
- 1/2 courgette
- 1/2 oignon rouge
- 1 grande poignée de haricots mange-tout
- 150 ml de lait de coco
- 150 ml de bouillon
- Sel et poivre
- 25 g de noix de cajou, concassées
- 4 brins de coriandre
- 1 citron vert

Laver les crevettes, hacher l'oignon et couper la courgette et le poivron en tranches.

Faire chauffer l'huile dans une grande casserole, ajouter l'oignon et cuire pendant 5 min. Ajouter la pâte de curry vert et cuire encore 1 min. Ajouter le lait de coco, le bouillon, la courgette et le poivron, cuire pendant 10 min. Ajouter les crevettes et les mange-tout et laisser sur le feu encore 5-10 min, jusqu'à ce que les crevettes et les légumes soient cuits. Assaisonner.

Garnir avec la coriandre hachée, les noix et le citron vert découpé en quartiers.

Noix de Saint-Jacques méditerranéennes

Mon plat préféré pour une soirée filles ! La purée de chou-fleur peut être préparée à l'avance.

Calories par portion : 300	Total graisses : 18,6 g	Graisses saturées : 8 g	Graisses mono-insaturées : 8 g	Graisses polyinsaturées : 2 g

Préparation : 10 min
Cuisson : 25 min

Ingrédients pour 2 portions
- 1/2 petit chou-fleur
- 1 c. à s. de crème fraîche
- 15 g de parmesan
- Lait
- Sel et poivre
- 8 bonnes noix de Saint-Jacques
- 1 c. à c. de beurre
- Une pincée de paprika
- Une pincée de poivre de Cayenne
- 1 c. à c. d'huile d'olive
- 2 tomates allongées
- 1 échalote
- 1 c. à c. de câpres rincées
- 4 brins de basilic
- Une bonne poignée de roquette

Déposer les noix de Saint-Jacques nettoyées dans une assiette et les assaisonner avec les épices, du sel et du poivre. Mettre au frais.

Couper le chou-fleur en petits bouquets et faire cuire 10-15 min à la vapeur.

Pendant ce temps, hacher l'échalote et les tomates. Faire chauffer l'huile dans une petite poêle et ajouter échalote et tomates. Cuire pendant 5 min. Hors du feu, ajouter les câpres, le basilic et la roquette.

Quand le chou-fleur est cuit, mixer avec la crème fraîche, le parmesan, le sel et le poivre. Ajouter du lait si nécessaire, jusqu'à obtenir une purée très lisse.

Faire fondre le beurre dans une poêle et saisir les Saint-Jacques 1 min de chaque côté.

Dans 2 jolies assiettes, étaler la purée. Placer les Saint-Jacques sur cette dernière, et les tomates autour de l'assiette.

Steak nordique ou méditerranéen

Calories par portion : 310	Total graisses : 24 g	Graisses saturées : 10 g	Graisses mono-insaturées : 9 g	Graisses polyinsaturées : 3 g

Préparation : 10 min
Cuisson : 5 min

Ingrédients pour 2 portions

Nordique

- 2 tranches de filet de chevreuil (125 à 150 g chacune)
- 25 g de noix
- 1 filet d'huile d'olive

Méditerranéen

- 2 tranches de filet de bœuf (125 à 150 g chacune)
- 25 g de pignons de pin
- 1 filet d'huile d'olive

Mélange d'épices

- 1/2 c. à c. de paprika
- 1/2 c. à c. de poivre de Cayenne
- Une pincée de cumin
- Sel et poivre

Pour servir

- 2 grandes poignées de feuilles de salade « sauvage »
- 1/3 de bouquet de persil
- 2 brins de coriandre
- 2 brins de basilic
- 1/2 portion de vinaigrette extra (p. 97)

Retirer les filets du réfrigérateur. Mixer tous les ingrédients du mélange d'épices ensemble (j'utilise un pilon et un mortier) et les étaler avec les doigts sur les deux côtés de la viande. Laisser reposer à température ambiante pendant 10 min.

Faire légèrement dorer les pignons ou les noix pendant 5 min à sec dans une poêle.

Placer les feuilles de salade et les herbes fraîches dans une grande assiette plate et ajouter les pignons de pin/noix et la vinaigrette.

Faire chauffer une poêle à feu vif, ajouter un petit filet d'huile d'olive et faire cuire les steaks pendant 1 à 3 min en fonction du goût de chacun.

Retirer du feu et laisser reposer à nouveau 5 min avant de servir avec la salade.

Tagine aux rougets

Vous pouvez préparer la sauce à l'avance, puis simplement la réchauffer et cuire les rougets dedans.

Calories par portion : 370	Total graisses : 15 g	Graisses saturées : 2,6 g	Graisses mono-insaturées : 8 g	Graisses polyinsaturées : 3 g

Préparation : 10 min
Cuisson : 35-40 min

Ingrédients pour 2 portions

- 1 c. à c. d'huile d'olive
- 1 petit oignon
- 1 gousse d'ail
- 200 g de tomates en boîte
- 100 ml de bouillon (fait avec 1/4 de cube !)
- 1 c. à s. de purée de tomates
- 1/2 c. à c. de paprika
- 1/2 c. à c. de cumin
- 1/2 citron confit
- Une petite poignée d'olives vertes
- 425 g de pois chiches en boîte égouttés
- 4 filets de rouget
- 2 brins de basilic
- 4 brins de coriandre
- Sel et poivre

Vérifier que les filets sont bien sans arêtes !

Hacher l'oignon et l'ail. Laver le citron, le couper en petits dés.

Faire chauffer l'huile dans une grande casserole, ajouter l'oignon et le faire revenir pendant 5 min. Ajouter les tomates, le paprika, le cumin, l'ail, le citron, la purée de tomate et le bouillon. Porter à ébullition, puis baisser la température et laisser cuire à feu doux pendant 30 min, jusqu'à obtenir une sauce plus épaisse.

Ajouter les pois chiches, les olives, les filets de rouget et prolonger la cuisson pendant 5-10 min : il faut que le poisson soit parfaitement cuit. Assaisonner.

Hacher les herbes et les ajouter dans la casserole juste avant de servir.

Bœuf chinois coco et sésame

Parfait pour un dîner entre amis. Je le fais en grande quantité et cela se congèle aussi très bien.

Calories par portion : 405	Total graisses : 13 g	Graisses saturées : 6 g	Graisses mono-insaturées : 4 g	Graisses polyinsaturées : 2 g

Préparation : 15 min
Cuisson : 3 h

Ingrédients pour 6 portions

- 1,25 kg de bœuf bourguignon
- 2 c. à s. d'huile de coco
- 2 oignons
- 50 g de gingembre frais
- 3 gousses d'ail
- Un bouquet de coriandre fraîche (tiges et feuilles séparées)
- 2 c. à c. de poudre aux cinq épices
- 6 fleurs d'anis étoilé
- 20 g de sucre brun
- 100 ml de sauce soja salée
- 3 c. à s. de purée de tomates
- 250 ml de bouillon de bœuf
- 3 grandes poignées de pousses de soja
- 2 c. à s. de graines de sésame

Préchauffer le four à 140 °C (th. 3).

Couper le bœuf en gros dés et dégraisser (un peu !)

Faire chauffer l'huile dans une grande casserole, ajouter le bœuf et laisser cuire jusqu'à ce qu'il soit doré. Le mettre dans une assiette.

Hacher les oignons, le gingembre, l'ail et les tiges de coriandre. Mixer jusqu'à l'obtention d'une purée.

Dans la même casserole, ajouter la purée avec 20 ml d'eau et cuire pendant 5 min. Ajouter la poudre aux cinq épices et les fleurs d'anis étoilé (qu'il faudra éviter de manger ensuite, car c'est assez fort), et cuire encore pendant 1 min. Ajouter le sucre, la sauce soja, le bouillon et la purée de tomates. Ajouter le bœuf dans la casserole et porter à ébullition. Couvrir et mettre au four pendant 2 h.

Bien laver les pousses de soja et hacher les feuilles de coriandre.

Saupoudrer le contenu de la casserole avec les pousses, la coriandre et les graines de sésame juste avant de servir !

Chirashi au saumon

Les radis sont facultatifs, mais j'aime bien enrichir naturellement la base de chirashi avec des légumes.

Calories par portion : 440	Total graisses : 24 g	Graisses saturées : 3 g	Graisses mono-insaturées : 15 g	Graisses polyinsaturées : 5 g

Préparation : 15 min
Cuisson : 10 min (pour le riz ou le quinoa)

Ingrédients pour 2 portions
- 120 g de saumon cru très frais
- 150 g de quinoa ou de riz à sushi cuit (autour de 75 g cru)
- 1 c. à s. de vinaigre de riz
- 1 petit avocat
- Le jus d'un 1/2 citron vert
- 1/2 botte de radis rouges avec leurs fanes (10-15 radis)
- 4 brins de coriandre
- 1 c. à s. de graines de sésame
- 1 feuille de nori, grillée (facultatif)
- Sel et poivre

Sauce
- 1 c. à c. d'huile de sésame
- 2 c. à s. de sauce soja salée
- 1 c. à s. de vinaigre de riz
- Le jus d'un 1/2 citron vert
- 2 cm de gingembre frais

Laver et couper le saumon en petits cubes. Rajouter le sel et le poivre, puis mettre de côté.

Laver les radis, trancher les feuilles en lamelles et trancher très finement les radis eux-mêmes. Mélanger les radis avec le quinoa et le vinaigre de riz.

Couper l'avocat en petits dés et arroser avec le jus de citron.

Prendre 2 bols. Remplir chaque bol avec du quinoa et verser dessus le saumon et l'avocat. Saupoudrer avec les graines de sésame, la coriandre ciselée et la feuille de nori ciselée.

Pour la sauce, hacher le gingembre et mélanger tous les ingrédients ensemble.

Arroser le *chirashi* avec la sauce.

Index des recettes

5 recettes de base

Petit-déjeuner

Gâteaux et desserts

Salades

Dips

Les soupes

Index des recettes

Les encas

Plats

Notes personnelles

Références bibliographiques

ARANCETA. J et PÉREZ-RODRIGO C., « Recommended dietary reference intakes, nutritional goals and dietary guidelines for fat and fatty acids: a systemic review », *British Journal of Nutrition* 107, 2012, p. 8-22.

BACH-FAIG A. *et al.*, « Mediterranean diet pyramid today. Science and culturale updates », *Public Health Nutrition* 14/12A, 2011, p. 2274-2284.

BJELAKOVIC G. *et al.*, « Antioxidant supplements for prevention of mortality in healthy participants and patients with various diseases », *Cochrane Database Systematic Reviews*, 2012.

BUCKLAND G. *et al.*, « Obesity and the Mediterranean diet: a systemic review of observational and intervention studies », *Obesity Review* 9, 2008, p. 582-593.

BUENO *et al.*, « Very-low-carbohydrate ketogenic diet v low-fat diet for long-term weight loss: a meta-analysis of randomised controlled trials », *British Journal of Nutrition* 110, 2013, p. 1178-1187.

DANIAL *et al.*, « How does the ketogenic diet work? Four potential mechanisms », *Journal of Child Neurology* 28/8, 2013, p. 1027-1033.

ENIG M., Know Your Fats: The Complete Primer for Understanding the Nutrition of Fats, Oils and Cholesterol, Bethesda Press, 2000.

GIL A. *et al.*, « Is adipose tissue metabolically different at different sites ? », *International Journal of Pediatric Obesity* 6/S1, 2011, p. 13-20.

KAFATOS *et al.*, « Mediterranean diet of Crete: foods and nutrient content », *Journal of the American Dietetic Association* 100, 2000, p. 1487-1493.

LITTLE T. *et al.*, « Modulation by high-fat diets of gastrointestinal function and hormones associated with the regulation of energy intake: implications for the pathophysiology of obesity », *American Journal of Clinical Nutrition* 86, 2007, p. 531-541.

MICHAËLSSON K. *et al.*, « Milk intake and risk of mortality and fractures in women and men: cohort studies », *British Medical Journal* 349, 2014.

MITHRIL C. *et al.*, « Dietary composition and nutrient content of the new nordic diet », *Public Health Nutrition* 16/5, 2012, p. 777-785.

O'KEEFFE M. et ST-ONGE M. P., « Saturated fat and cardiovascular disease: a review of current evidence », *Current Cardiovascular Risk Reports* 7, 2013, p. 154-162.

PAOLI A., « Beyond weight loss : a review of the therapeutic uses of a very-low-carbohydrate (ketogenic) diets », *European Journal of Clinical Nutrition* 67, 2013, p. 789-796.

PITTIER A. et CORRIGAN F., « The ketogenic diet: healthy or harmful? A review in light of its renewed popularity », http://www.tcd.ie/tsmj/2001/2001pdf/ketogenic.pdf, 2011.

SIMOPOULOS A. P., « The importance of the ratio of omega-6/omega-3 essential fatty acids », *Biomed Pharmacother* 56/8, 2002, p. 365-379.

SHAI I. *et al.*, « Weight loss with a low-carbohydrate, mediterranean or low-fat diet », *The New England Journal of Medicine* 359/3, 2008, p. 229-241.

VOLEK *et al.*, « Comparison of energy-restricted very low-carbohydrate and low-fat diets on weight loss and body composition in overweight men and women », *Nutrition and Metabolism* 1/13, 2004.

WANSINK B. et CHANDON P., « Can low-fat nutrition labels lead to obesity », *Journal of Marketing Research*, 2006, p. 605-617.

WHELESS J., « History of the ketogenic diet », Epilepsia 49, S8, 2008, p. 3-5.

WHITE H. et VENKATESH B., « Clinical review: ketones and brain injury », *Critical Care* 15, 2011, p. 219.

YUN-HEE Y. *et al.*, « The ketone metabolite β-hydroxybutyrate blocks NLRP3 inflammasome–mediated inflammatory disease », *Nature Medicine* 21, 2015, p. 263-269.

Dans la même collection

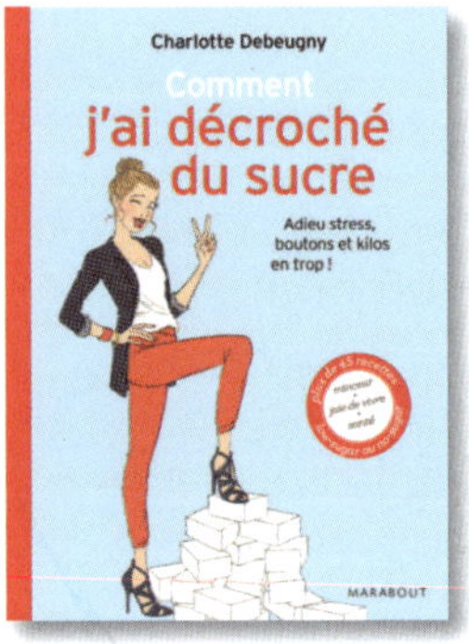

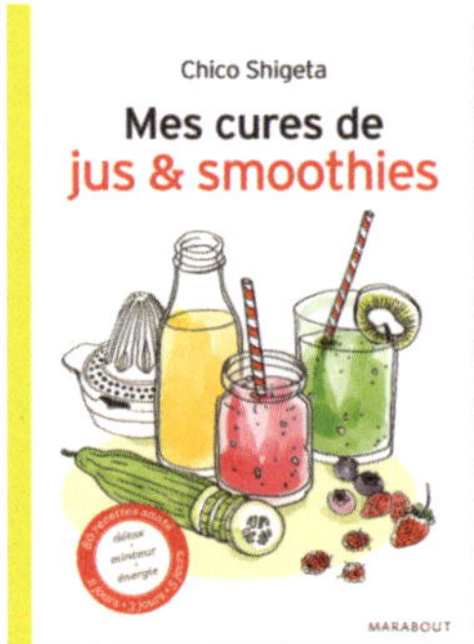

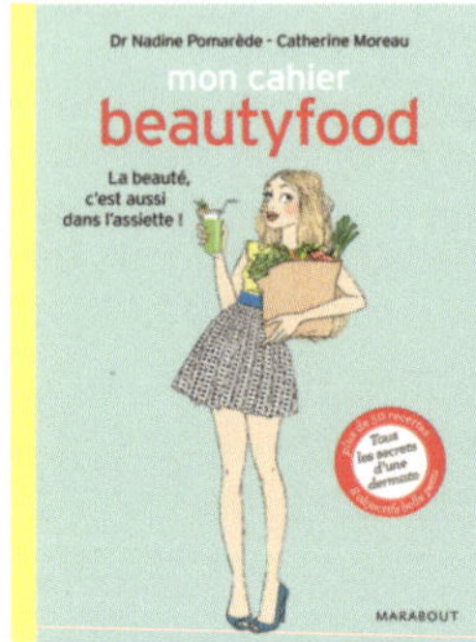

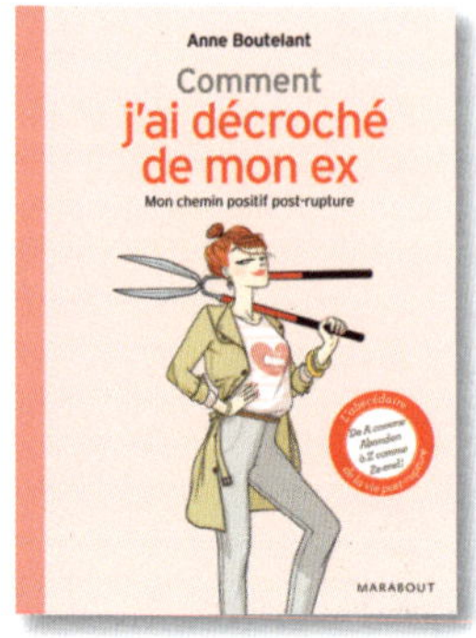

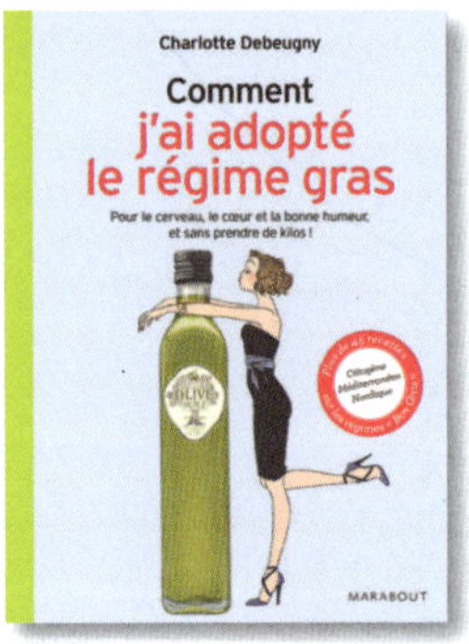

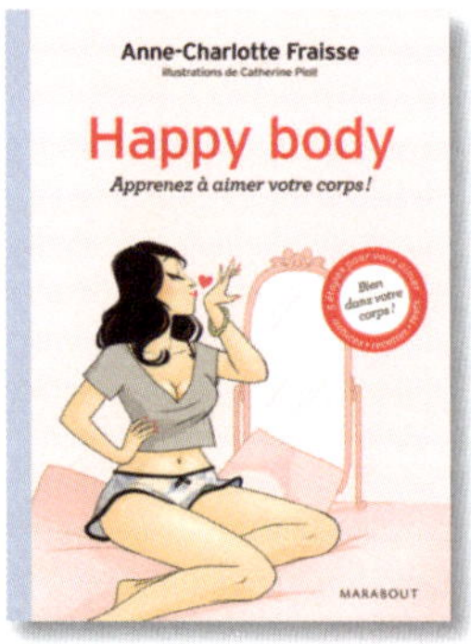

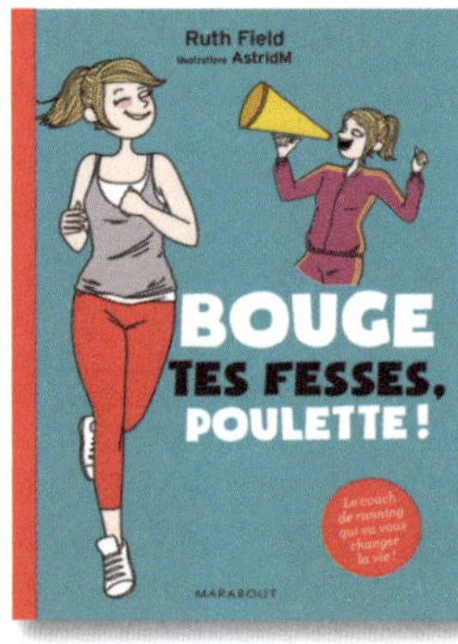

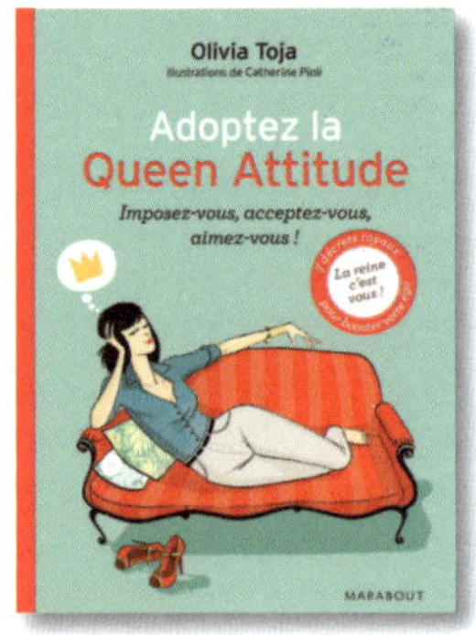

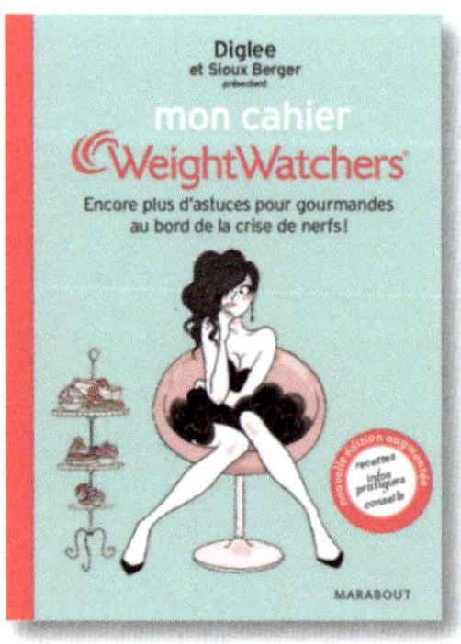

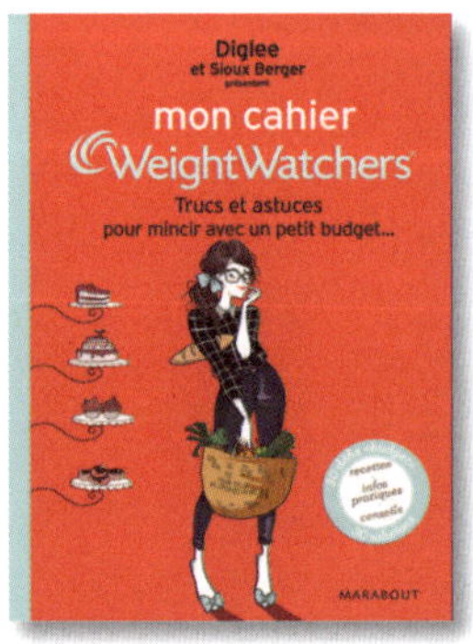

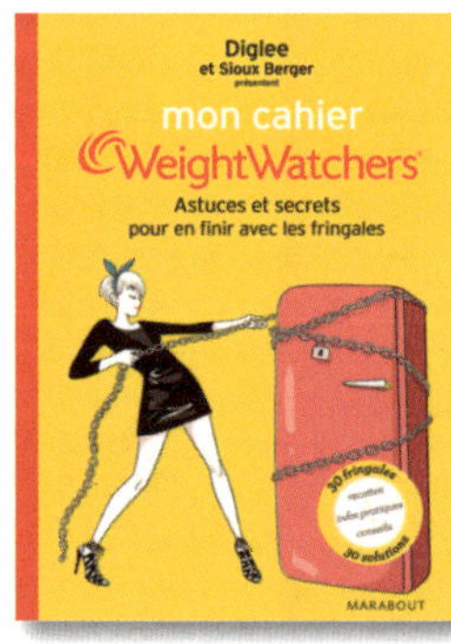

Imprimé en Espagne par Gráficas Estella
pour le compte des éditions Marabout (Hachette Livre)
58 rue Jean-Bleuzen - 92170 Vanves - Cedex
Achevé d'imprimer en décembre 2015 – Dépôt légal : janvier 2016
Codification : 8744416 – ISBN : 978-2-501-10129-5

Mise en page par Maogani